挂号费丛书 **升级版**

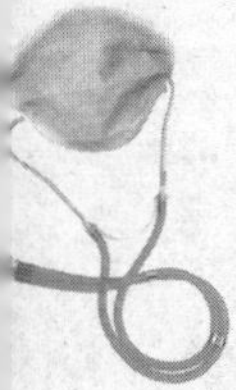

姓名		性别		年龄		就诊卡号	

专家诊治
血管疾病

科别	心胸外科	日期		费别	

主　编　吕志前　郭清奎

升级版

附爱心帖

药价	

上海科学技术文献出版社

图书在版编目（CIP）数据

专家诊治血管疾病/吕志前等主编．—上海：上海科学技术文献出版社，2012.3
ISBN 978-7-5439-5212-6

Ⅰ．①专… Ⅱ．①吕… Ⅲ．①血管疾病—诊疗 Ⅳ．①R543

中国版本图书馆 CIP 数据核字（2012）014805 号

责任编辑：何　蓉
美术编辑：徐　利

专家诊治血管疾病
吕志前　郭清奎　主编
*
上海科学技术文献出版社出版发行
（上海市长乐路 746 号　邮政编码 200040）
全 国 新 华 书 店 经 销
昆山市亭林彩印厂有限公司印刷
*
开本 850 × 1168　1/32　印张 6.125　字数 122 000
2012 年 3 月第 1 版　2018 年 1 月第 3 次印刷
ISBN 978 - 7 - 5439 - 5212 - 6
定 价：15.00 元
http://www.sstlp.com

总序

随着人们物质文化生活水平的提高，一旦生了病，就不再满足于“看病拿药”了。病人希望了解自己的病是怎么得的？怎么诊断？怎么治疗？怎么预防？当然这也和疾病谱的变化有关。过去，患了大叶性肺炎，打几针青霉素，病就好了。患了夜盲症，吃些鱼肝油丸，也就没事了。至于怎么诊断、治疗，怎么预防，人们并不十分关心。因为病好了，没事了，事过境迁，还管它干嘛呢？可是现代的病不同了，许多的病需要长期治疗，有的甚至需要终生治疗。许多病不只需要打针服药，还需饮食治疗、心理调适。这样，人们自然就需要了解这些疾病的相关知识了。

到哪里去了解？当然应该问医生。可是医生太忙，有时一个上午要看四五十位病人，每看一位病人也就那么五六分钟，哪有时间去和病人充分交谈。病人有困惑而不解，自然对医疗服务不满意，甚至对医嘱的顺从性就差，事实上便影响了疗效。

病人及其家属有了解疾病如何防治的需求，而门诊的医生爱莫能助。这个矛盾如何解决？于是提倡普及医学科学知识，报刊、杂志、广播、电视都常有些介绍，对一般群众增加些防病、治病的知识，当然甚好，但对于患了某病的病人或病人的家属而言，就显得不够了，因为他们有很多很多的问题要问。把与某一疾病相关的知识汇集成册，是一个好主意，病人或家属一册在手，犹如请来了一位家庭医生，随时可以请教。

上海科学技术文献出版社有鉴于此，新出一套“挂号费丛书”。每册之售价约为市级医院普通门诊之挂号费，故以名之。“挂号费丛书”尽选常见病、多发病，聘请相关专家编写该病的来龙去脉、诊断、治疗、护理、预防……凡病人或家属可能之疑问，悉数详尽解述。每册 10 余万字，包括数百条目，或以问诊方式，一问一答，十分明确；或分章节段落，一事一叙一目了然。而且作者皆是各科专家，病人或家属所需了解之事他们自然十分清楚，所以选题撰稿，必定切合需要。而出版社方面则亦在字体、版式上努力，使之更能适应各阶层、各年龄之读者需要。

所谓珠联璧合，从内容到形式，“挂号费丛书”确有独到之处。我相信病人或家属读了必能释疑解惑，健康的人读了也必有助于防病强身。故在丛书即将出版之时，缀数语于卷首，或谓之序，其实即是叙述我对此丛书之认识，供读者参考而已。不过相信诸位读后，必谓我之所言不谬。

复旦大学附属中山医院内科学教授

上海市科普作家协会理事长

杨秉辉

前言

随着改革开放给我国经济发展带来的巨大变化，人们的生活节奏和生活内容都发生了翻天覆地的变化。饮食结构和生活习惯的明显改变，使得人们对于自己和家人的健康问题尤为关注。近年来，心血管疾病的发病率快速增加，成为威胁人类生命的主要疾病，特别是影响中老年人健康的重要疾病。这是向温饱型社会经济发展过程中的必然趋势，应该正确认识和采取积极的态度进行预防和治疗。经济的发展与心血管疾病发病率相关性明显呈倒“U”字形，这是因为在经济发展早期，人们的饮食习惯和生活节奏发生的巨大变化导致心血管疾病发病明显增加，随着经济发展逐步成熟，人们对疾病的认识和预防方法的不断完善，特别是预防性措施更加合理有效，心血管疾病发病率明显下降，给人类长寿带来福音。

社会的发展和进步使人们对自己的健康问题日益重视，急切需要了解心血管疾病的知识。正是为了加强心血管疾病防治知识的推广普及，提高人民群众应对心血管疾病的能力，特编写本书。本书介绍常见血管疾病，如主动脉瘤、主动脉夹层、多发性大动脉炎、主动脉缩窄、肺动脉栓塞、颈动脉粥样硬化及其狭窄、上腔静脉综合征、下腔静脉综合征等的基本概念、病因和危险因素、诊断方法、治疗原则及预防措施、手术前准备和术后注意事项等，对常见问题进行了详细的解答，内容丰富。作为心血管疾病的科普读物（有关心脏疾病的内容请参阅此套丛书中的《专家诊治心脏疾病》一书，同为吕志前主编。），可供广大患者及家属参考阅读，有利于了解和掌握心血管疾病的基本知识，提高人们对心血管疾病的认识，增强自我预防和及时发现心血管疾病的能力，便于采取合理科学的治疗和预防方法，尽量消除或减少患者及其家属不必要的心理负担，有利于增强医患之间的交流与合作，提高心血管疾病的诊断和治疗水平。

由于时间紧促，水平有限，难免有许多遗憾或不足，垦请广大读者谅解，并提出宝贵意见，以便再版时修正。

上海交通大学医学院附属第六人民医院
心胸外科主任　教授　博导
吕志前

目录

大血管疾病

专家诊治血管疾病
ZHUANJIA ZHENZHI XUEGUAN JIBING

目录

颈动脉粥样硬化及其狭窄

目录

其他胸部脉管神经相关性疾病

目录

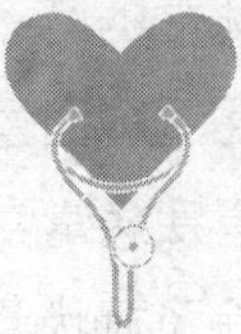

了解一些血管疾病的常识

什么是血管疾病

血管疾病是指因各种原因引起的动脉系统、静脉系统和淋巴系统发生病理性改变，并引起各种临床症状的疾病的总称。它是一类常见病、多发病，是目前世界上导致人类死亡的第一大疾病。主要包括脑血管疾病、心血管疾病和周围血管疾病。

血管疾病常常是全身性多器官损害的疾病，如冠心病患者除了冠状动脉粥样硬化外，常常合并有胸腹主动脉、下肢动脉、肾动脉、颈动脉、眼底动脉等全身多处动脉血管的硬化和狭窄。

血管疾病具有发病率高、致残率高和致死率高的特点，危害极大。血管疾病手术风险很大，手术一旦失败，后果极为严重，常无补救措施。

血管如何分类

运输血液的管道称为血管，按功能分为动脉（负责组织器官的血液供应）、静脉（负责组织器官血液的回流）和毛细血管（负责血液和组织脏器之间的物质交换）。它们与心脏一起构成一个密闭的循环系统。

动脉如何分类

动脉分为大动脉、小动脉和微动脉。人体的最大动脉是连接左心室的主动脉，由它发出分支逐渐变细成为小动脉、微动脉，分布到全身各组织器官。大动脉壁较厚，内含弹性纤维组织较多，富有弹性。大动脉在心脏收缩射血时可具有一定的膨胀性，缓冲突然增加的血流量和主动脉压，使血压不至升得过高；而在心脏舒张期，已经膨胀的主动脉由于弹性回缩，保持血液在动脉管道内继续向前流动，维持血压不至于降低过大。全身小动脉管壁内富含平滑肌，机体可以通过平滑肌的收缩和舒张来调节小动脉的口径，控制血液分布情况，如小动脉平滑肌收缩，小动脉口径变细，减少了流向小动脉供血部位组织的血流量；反之，则增加小动脉供血部位组织的血流量。

静脉如何分类

静脉分为中心静脉、外周静脉和微静脉。静脉为引导血液流回心脏的血管。静脉管壁薄、平滑肌组织少、血管弹性差，易于扩张、容量大，正常时可以容纳全身约70%的血液，如果静脉扩张，还可容纳更多的血液。动脉一般在躯体和四肢的深部走行，静脉往往伴随动脉走行，浅表的静脉在皮下可以看见，在日常生活中称为“青筋”，可以用于抽血、注射、输血和输液等。

什么是毛细血管

在微动脉和微静脉之间的交通支称为毛细血管，呈蜘蛛网状，肉眼看不见，管壁很薄，管径很小，但通透性强，是组织与血液之间进行养料、氧气、二氧化碳和各种代谢产物交换的场所。成年人的毛细血管数量在300亿根以上，总长约11万km，可以绕地球近3圈。

动脉、静脉、毛细血管的区别是什么

动脉，是把血液从心脏输送到身体各部分去的血管，管壁厚，弹性大，血流速度快。静脉，是把血液从身体各部分输送回心脏的血管，管壁薄，弹性小，血流速度慢。毛细血管是连通于小动脉和小静脉之间的网状血管，它比毛发还细。毛细血管分布广，管壁最薄，具有很高的通透性，血流缓慢，是气体交换和其他物质交换的场所。

血管疾病可分为哪几类

1. 按病理学改变产生的后果分类

原发性血管的各类疾病，可分为3类。

（1）血管壁因病变丧失弹性，变得薄弱，在长期承受压力作用下发生扩张，产生血管瘤样病变，甚至造成破裂而出血。

（2）病变使管腔狭窄，继而造成受供器官或肢体的缺血以致坏死。

（3）病变使血管内膜损伤后诱发血管内凝血，血栓形成，继而发生器官或组织缺血；或栓子脱落后阻塞远端管腔。

2. 按病因与病理学改变分类

原发性血管疾病可分为6类。

(1) 退行性变性血管疾病：动脉粥样硬化、动脉中层硬化、小动脉硬化(透明变性型小动脉硬化、增生型小动脉硬化)。

(2) 炎症性血管疾病：感染性动脉炎、梅毒性动脉炎、巨细胞性动脉炎、血栓闭塞性脉管炎、风湿性动脉炎。

(3) 功能性血管疾病：雷诺病、手足发绀、红斑肢痛症。

(4) 先天性血管疾病：先天性动脉瘤、先天性动静脉瘘、各类先天性血管肿瘤(毛细血管瘤、海绵状血管瘤、蔓状血管瘤)。

(5) 损伤性血管疾患：损伤性动脉瘤(包括搏动性血肿及术后吻合口血管瘤)、损伤性动静脉瘘(动脉与静脉之间穿透形成通道)。

(6) 肿瘤性血管疾患：血管肉瘤、血管内皮细胞瘤、血管外皮细胞瘤。

血管疾病的基本病理表现是什么

除了少数真性血管组织肿瘤和先天性血管疾病之外，不论是器质性的还是功能性的病变，大多数血管疾病，其基本病理改变为血管腔狭窄(器质性或痉挛性)甚至闭塞，引起器官(心、脑、肾、肠道及肢体等)罹患缺血性改变(急性或慢性)。此外，部分血管疾病呈现局限性扩张为瘤样病变，并且一旦形成动脉瘤，多数会逐渐扩大，血管壁会逐渐变薄，不经治疗常会突然破裂，危及生命。

什么是血压

血压指血管内的血液对于单位面积血管壁的侧压力，即压强。由于有血管分动脉、毛细血管和静脉，所以，也就有动脉血压、毛细血管压和静脉血压。通常所说的血压是指动脉血压，包括收缩压和舒张压。

什么是正常血压和理想血压

对于成人来说，正常血压：收缩压＜140 mmHg 且≥90 mmHg，舒张压＜85 mmHg 且≥60 mmHg；理想血压：收缩压＜120 mmHg 左右；舒张压＜80 mmHg 左右。

血压变动的临床意义是什么

(1) 血压升高：血压测量值受多种因素的影响，如情绪激动、紧张、运动等；若在安静、清醒的条件下采用标准测量方法，至少 3 次非同日血压值达到或超过收缩压 140 mmHg 和(或)舒张压 90 mmHg，即可认为有高血压，如果仅收缩压超过正常值范围则称为单纯收缩期高血压。高血压绝大多数是原发性高血压，约 5%继发于其他疾病，如慢性肾炎等，称为继发性或症状性高血压。高血压是动脉粥样硬化和冠心病的重要危险因素，也是心力衰竭的重要原因。

(2) 血压降低：凡血压低于 90/60 mmHg 时称低血压。持续的低血压状态多见于严重病症，如休克、心肌梗死、急性心脏压塞等。低血压也可有体质的原因，患者自诉一贯血压偏低，口唇黏膜发白，当心脏收缩和舒张时则发白的局部边缘发生有规律的红白交替改变即为毛细血管搏动征。

什么是动脉粥样硬化

动脉粥样硬化指的是血液中的脂质在动脉内膜沉积，引起内膜灶性纤维性增厚及其深部成分的坏死、崩解、形成粥样物，进一步使动脉壁变硬、管腔狭窄。它是一种全身性动脉疾病，可发生于全身各主要动脉，具有节段性分布的特点，多发生于主要动脉的分叉处和明显成角处。按解剖分布可分为 4 种类型：冠状动脉及其分支；主动脉弓及各重要分支；腹主动脉及其内脏支；腹主动脉末段和下肢的大中型动脉。

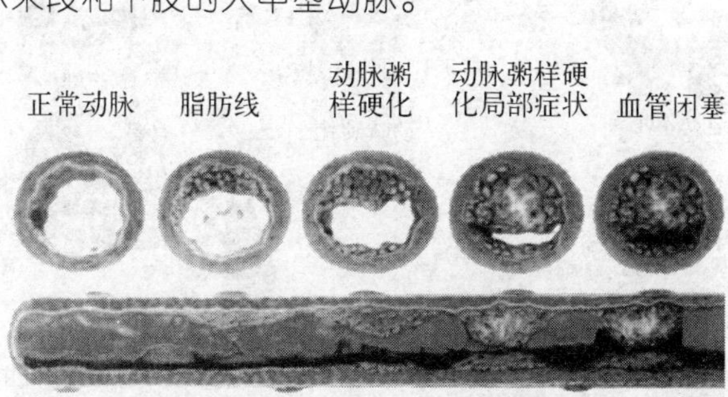

血管有脂肪及胆固醇积聚，情况就如水渠淤塞一样，阻碍血液正常流动。

图 1 动脉粥样硬化的病理生理过程

造成动脉粥样硬化的危险因素有哪些

动脉粥样硬化的常见危险因素有：

（1）高胆固醇血症：脂质进入血管内膜和中膜后被巨噬细胞和平滑肌细胞吞噬，形成泡沫细胞。经过代谢后大部分脂质降解，经外膜的毛细血管和淋巴管排出，但胆固醇不能在血管壁中代谢，最后沉积下来，导致细胞增殖、坏死和胶原增加。研究表明使用 3－羟甲基戊二酰辅酶 A 还原酶抑制剂（他汀类）抑制内源性胆固醇合成后，各种心血管事件（心肌梗死、脑血管意外）的发生率可降

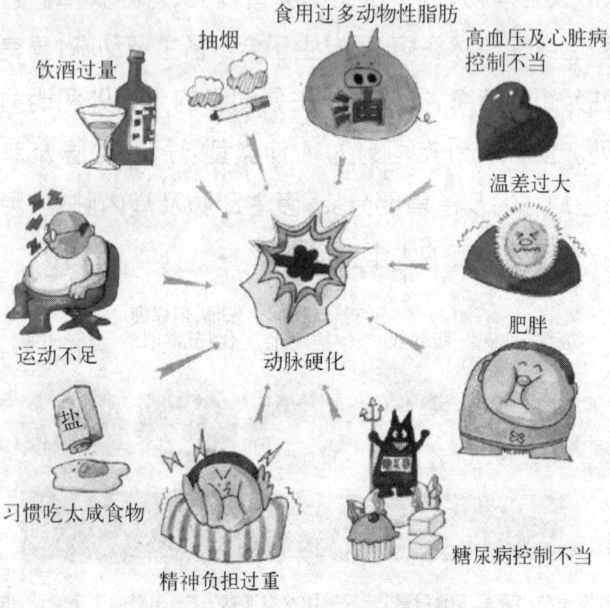

图 2　动脉粥样硬化的危险因素

低 30%，其中心肌梗死的发生率减少 62%。

(2) 高血压：高血压可增加血管内膜对低密度脂蛋白(LDL)的通透性，与粥样硬化的发生直接相关。有效的降压治疗可使脑血管意外发生率降低 35%～45%，心肌梗死发生率降低 20%～25%。

(3) 吸烟：吸烟可损伤动脉壁，原因：① 增加血液中一氧化碳的含量；② 使血小板聚集；③ 脂类动员增加导致高血脂和动脉壁中脂类增加。

(4) 糖尿病：糖尿病患者粥样硬化发生率较非糖尿病人群粥样硬化发生率高出数倍并且发展迅速。

如何防治动脉粥样硬化

动脉粥样硬化的早期诊断非常困难。通常只有在病变发展到相当严重的程度，引起管腔狭窄、闭塞甚至血栓形成，对供血区组织器官的功能产生明显影响后才被发现。因此对动脉粥样硬化应重在预防。

(1) 一般措施：合理膳食。对成年人而言，总热量以维持正常体重为度。正常体重简单计算法为：身高(cm) - 105 = 体重(kg)。

年过 40 岁即使血脂正常，也应避免经常食用动物性脂肪和含胆固醇较高的食物，如：肥肉、肝、肾、肺、鱿鱼、墨鱼、蛋黄、蟹黄、鱼子、奶油及其制品；如果总胆固醇、三酰甘油(甘油三酯)高，应主要食用鱼肉、鸡肉、各种瘦肉和豆制品。

提倡清淡饮食，多食用新鲜蔬菜和瓜果、豆类及其制品。尽可能食用植物油。

适当的体力劳动和体育锻炼。适当的体力劳动和体育锻炼对预防肥胖和调整血脂代谢均有益。以不引起不适为原则，循序渐进，避免运动过度。

合理安排工作和生活。生活要有规律，注意劳逸结合，保证充足睡眠。戒烟，避免酗酒。

（2）药物治疗：控制血脂。3-羟甲基戊二酰辅酶A还原酶抑制剂（他汀类）能有效降低胆固醇；氯贝丁酯类（如非诺贝特）能降低三酰甘油和胆固醇，以降低三酰甘油为主。降脂药物应长期使用，将血脂控制在合理的水平，需要注意的是掌握药物剂量和避免不良反应。

抗血小板治疗。使用抗血小板药物可防止发生血栓。常用的有阿司匹林和氯吡格雷。

什么是动脉瘤

动脉瘤是指动脉壁因局部病变（可因薄弱或结构破坏）而向外膨出，形成永久性的局限性扩张。可分为：真性、假性和夹层动脉瘤（图3），多为动脉硬化或创伤所

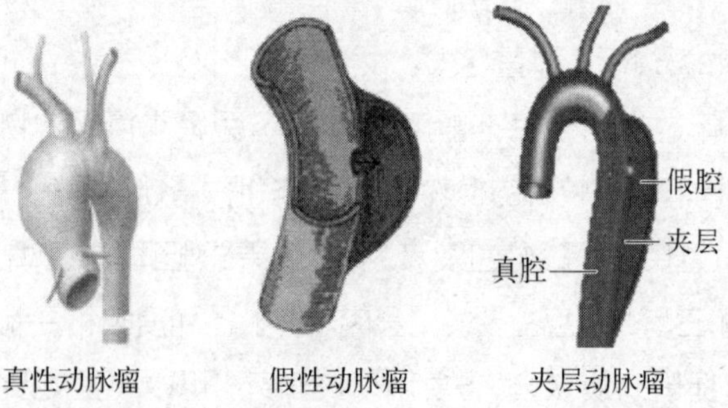

图3　动脉瘤

致，梅毒性少见。可发生于颈动脉、锁骨下动脉、腋动脉、肱动脉、桡动脉、髂动脉、股动脉和腘动脉等部位，以股动脉和腘动脉为好发部位。

静脉瓣的功能是什么

静脉瓣是静脉血管内膜凸入管腔折叠而成的两个半月形薄片结构，彼此相对呈袋状，根部与静脉内膜相连，其游离缘朝向血流方向，中心为含弹性纤维的结缔组织，表面覆以内皮，具有防止血液倒流的作用(图 4)。

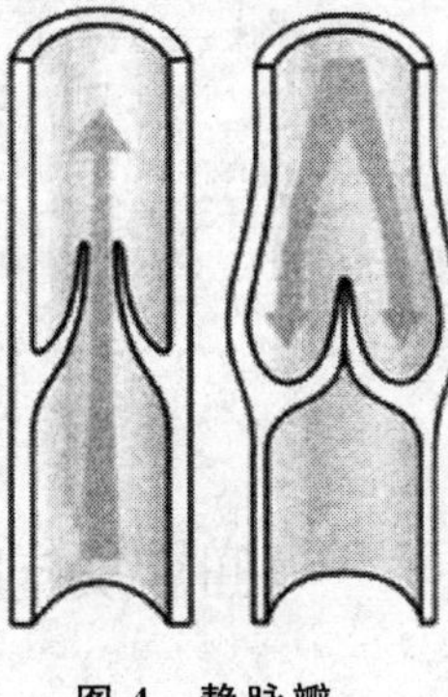

图 4　静脉瓣

全身除内脏、脑和头颈部的大多数器官的静脉无静脉瓣膜外，其余各部的静脉管径 2 mm 以上的静脉一般都有瓣膜。四肢静脉的瓣膜较多，尤其下肢更发达。

直接与心脏相连的大血管有哪些

心脏有 4 个腔，上部分是左右心房，下部分是左右心室。肺静脉与左心房相连；主动脉与左心室相连；上、下腔静脉与右心房相连；肺动脉与右心室相连。如图 5 所示。

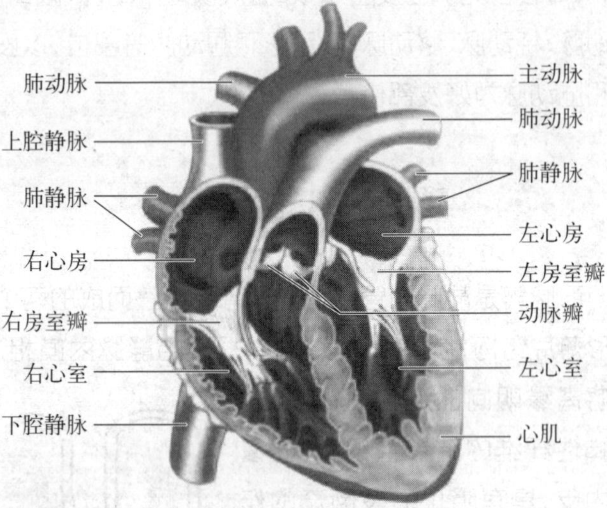

心脏及与其相连的大血管

图 5　直接与心脏相连的大血管

血管疾病的常见临床症状有哪些

(1) 呼吸困难、气短、活动耐量降低：心功能不全相关的；外周血管：肺动脉高压、体循环血压急剧升高或血管压迫左主支气管。不会因为卧位而加重。

(2) 胸痛：有以下 3 种形式。

- 起病缓，但持续。在胸部中央区域感觉钝痛或不舒服，不放射，没有其他伴随症状，与体位或劳累无关。

- 起病急，撕裂样剧痛，向上或向下放射，与劳力无关，不因体位或休息而缓解。

- 部位或严重程度变化大，常常表现为突发锐利的疼痛，在胸部外周，可伴有严重呼吸困难，是胸膜源性，与体位或劳力无关。

（3）无力：全身或局部。全身多是由于弥漫性血管疾病，局部多由于神经损伤。

（4）水肿：多是静脉源性，可以出现单侧，可因运动或卧位而缓解。动脉闭塞后的水肿是继发的，因为患者为了缓解静息痛，常把下肢放低，减少了静脉回流，引起水肿。心源性水肿会因卧位而出现呼吸困难，端坐呼吸会改善症状。

（5）昏厥：较轻时表现为头晕、眼花。

（6）肢体疼痛：相关的一系列表现可为间歇性跛行、痛性痉挛、疲劳、承重感、精细运动障碍、无力感等。

- 动脉闭塞性静息痛在夜间躺下时最明显，抬高肢体、紧张、寒冷时会加重，感觉刺痛或烧灼痛。可伴肌肉萎缩，体毛脱落；
- 动脉急性闭塞表现为剧烈的持续疼痛后肢体麻木；
- 静脉回流不畅引起的疼痛，感觉肢体绷紧、欲破裂样胀痛，抬高肢体缓解。局部皮肤有瘙痒或脱屑。

（7）咳嗽、声嘶或咯血等。

（8）神经症状：感觉异常、麻木、麻痹、偏瘫、失语等。

常用于诊断血管疾病的辅助检查有哪些

多普勒超声、CT 和多层螺旋 CT（MSCT）、DSA（数字减影血管造影检查)、MRI(磁共振检查)或磁共振血管造影(MRA),放射性核素、静脉测压、静脉造影及淋巴管造影等。

大血管疾病

姓名 Name ________ 性别 Sex ____ 年龄 Age ________

住址 Address ________

电话 Tel ________

住院号 Hospitalization Number ________

X 光号 X-ray Number ________

CT 或 MRI 号 CT or MRI Number ________

药物过敏史 History of Drug Allergy ________

主动脉瘤

什么是主动脉瘤

主动脉瘤不是真正的肿瘤，而是由于各种原因造成的主动脉管壁局部或多处向外扩张或膨出而形成的包块，引起瘤样扩大，称为主动脉瘤。定量的定义为：动脉管径的扩张或膨出大于正常动脉管径的50%以上为动脉瘤。在人群中的发病率为400/10万人口，是主动脉病变中预后极为恶劣的疾病，如不及时诊断并进行手术治疗，自然死亡率极高。

主动脉瘤常见发生部位及其命名

（1）胸主动脉瘤：指的是从主动脉窦、升主动脉、主动脉弓、降主动脉至膈水平的主动脉瘤。此外，降主动脉瘤波及膈下的腹主动脉，称胸腹主动脉瘤，亦属胸主动脉瘤的范畴。

（2）腹主动脉瘤：完全位于腹主动脉则称腹主动脉瘤。

主动脉瘤形成的因素有哪些

主动脉瘤是人体动脉瘤的一部分，另外，还有肝脏及周围四肢动脉瘤。过去居首位的病因是梅毒，现在最多见的是动脉硬化，在中青年则多见于动脉壁中层囊性坏死及退行性变。临床研究发现，除梅毒外，主动脉瘤的患者有家族性的倾向，不仅仅马凡（Mafan）综合征如此，动脉硬化起因较多的腹主动脉瘤也有家族性倾向。此外，还有外伤性和真菌感染性动脉瘤。

由于有些腹主动脉瘤的患者，也像马凡综合征一样具有其他结缔组织异常的临床表现，因此，人们开始考虑动脉硬化与血流动力学以外的形成主动脉瘤的实质性原因。

现代研究表明，主动脉瘤的病因与病理生理基础应包括遗传学、生物化学、环境学 3 个方面的全身因素和主动脉解剖学结构缺陷的局部因素。

引起主动脉瘤的常见原因有哪些

（1）动脉粥样硬化：动脉发生粥样硬化后平滑肌和弹性纤维变性、断裂，管壁在动脉血压和血流的作用下逐渐扩大形成动脉瘤，以腹主动脉为好发部位，瘤体多呈梭形。

（2）梅毒：梅毒导致的主动脉瘤曾经占到主动脉瘤的 80%，梅毒螺旋体可引起主动脉外膜滋养血管脉管炎，导致血管中膜血供不足，平滑肌与弹性纤维断裂，进而引起管壁瘤样扩大。发病部位自主动脉根部向升主动脉和主动脉弓蔓延，很少累及腹主动脉，多呈囊形。

（3）中膜囊性坏死：瓣环与升主动脉之间的管壁中膜因退行性变而出现平滑肌和弹性纤维断裂，伴有囊性变化，瓣环也随之扩大引起主动脉瓣关闭不全。伴有四肢和手指细长、晶状体脱位时称为马凡综合征，该病有遗传因素。

(4) 创伤：在高速运动中突然停止时(如急刹车)，主动脉内血流因惯性作用猛烈冲击血管壁，导致内膜和中膜破裂，血液外溢后被周围组织器官包围形成血肿，又称假性动脉瘤。多发生于升主动脉根部或主动脉弓峡部。升主动脉破裂者多数即刻死亡，峡部创伤者症状常较轻，病程可持续数小时或数周，很少能够长期生存。

(5) 感染：多继发于主动脉外感染或心内膜炎，中膜感染后平滑肌和弹性纤维被破坏。多为局限性。

(6) 先天性主动脉瘤：常发生于主动脉狭窄部位的远端，血流经过狭窄部位时，高速血流冲击后形成湍流导致动脉扩张。

什么是假性主动脉瘤？与真性主动脉瘤有何区别

按照主动脉壁病变层次和范围可将动脉瘤分为真性动脉瘤和假性动脉瘤。当主动脉全层瘤变或扩大时称为真性动脉瘤；动脉瘤的瘤壁无主动脉壁的全层结构，瘤壁部位无内皮层称为假性动脉瘤，实质上就是血肿。

患主动脉瘤后会有什么症状

动脉瘤的症状与其大小和位置有关，分为疼痛和压迫两大类，前者是降主动脉瘤的主要症状，后者为弓部瘤的主要症状。

疼痛是因为主动脉壁内神经因管壁扩张而受到牵拉，或者为周围组织受动脉瘤压迫所致。通常为钝痛，也有剧烈的穿刺痛。升主动脉和弓部前壁的动脉瘤引起的疼痛常位于胸骨后，降部以下的胸主动脉瘤疼痛多向背部和左肩胛区放射。胸主动脉瘤引起的疼痛持久，心绞痛疼痛持续时间多数是 5 分钟之内，这可以区别两类不同疾病。

主动脉瘤患者通常需要做哪些检查

主动脉瘤患者通常需要行数字减影血管造影(DSA)、CT 或多层螺旋 CT（MSCT）及其多层重建(MRP)和磁共振及血管造影(MRI 和 MRA)等检查，可以确定动脉瘤的部位、范围、瘤体内有无血栓及与周围组织器官的关系。DSA 检查可能造成动脉瘤瘤内血栓脱落、瘤体破裂引起生命危险，而 CT 及 MRI 两者均为无创检查，应优先考虑。

胸主动脉瘤如何分类

（1）按部位可分为：升主动脉瘤、弓部动脉瘤和降主动脉瘤。

（2）按病理可分为：真性动脉瘤、假性动脉瘤和夹层动脉瘤。

(3) 按病因可分为：动脉粥样硬化性动脉瘤、先天性动脉瘤、感染性动脉瘤（梅毒）、遗传性动脉瘤（马凡综合征）、外伤、非特异性动脉炎和主动脉溃疡。

需与胸主动脉瘤鉴别诊断的疾病有哪些

主动脉夹层动脉瘤、纵隔肿瘤、中心型肺癌和食管癌。这些疾病可以从是否有疼痛、疼痛部位、持续时间长短，以及 CT 检查、气管镜或食管镜检查等获得正确诊断。

胸主动脉瘤应如何治疗

(1) 手术治疗：胸主动脉瘤预后非常严重，多数患者均于发病后不久因主动脉瘤破裂死亡，所有患者一经确诊，都应尽早手术。手术通常需要在体外循环下将瘤体切除，植入人造血管（图 6），累及主动脉瓣和冠状动脉开口者的需换瓣及冠状动脉搭桥手术。

(2) 介入治疗：降主动脉瘤还可使用覆膜支架行腔内隔绝术，具有创伤小、恢复快的优点，尤其适用于年老体弱的高危患者（图 7）。

(3) 杂交治疗：适宜于主动脉弓处合并降主动脉瘤。首先在升主动脉与颈动脉之间建立搭桥血管，再将弓部和降主动脉一起用覆膜血管支架进行腔内隔绝，达到一期治疗整个主动脉夹层的目的。

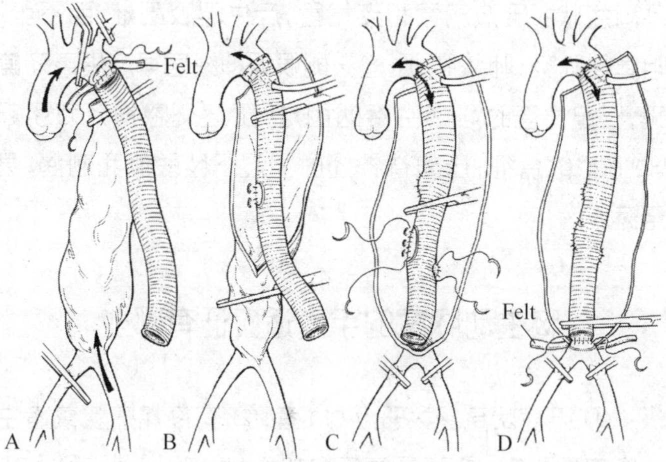

图 6　开放手术植入人造血管

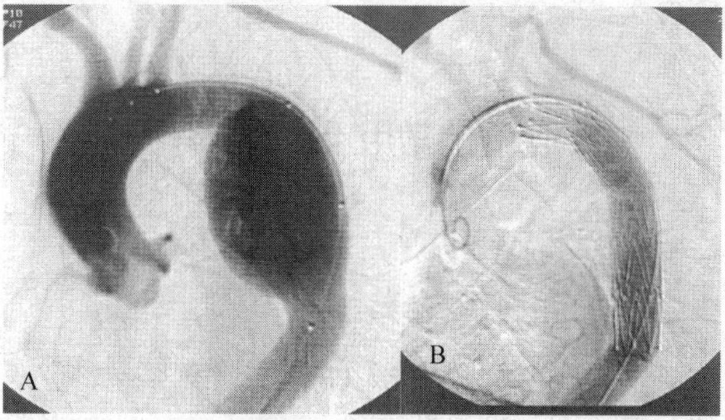

A：右侧囊状黑影为降主动脉瘤；B：放置支架后

图 7　介入治疗支架植入

胸主动脉瘤引起的常见压迫症状有哪些

胸主动脉瘤逐步增大常常压迫毗邻组织和器官引起

不同症状：压迫气管和支气管，产生呼吸困难、肺不张、阻塞性肺炎、肺脓肿；压迫左侧喉返神经后可产生声音嘶哑；压迫食管时可产生吞咽困难；压迫交感神经节引起 Horner 综合征；压迫脊神经时引起下肢酸麻和刺痛，甚至瘫痪。

胸主动脉瘤的手术适应证有哪些

① 无症状直径大于 5 cm 者；② 有疼痛症状或者主动脉瘤破裂者；③ 直径每年增加 1 cm 或以上者；④ 升主动脉扩张大于 4.5 cm 合并主动脉瓣膜疾病者；⑤ 胸主动脉假性动脉瘤。

主动脉瘤的常用手术方法有哪些

主动脉瘤的常用手术方法：

(1) 动脉瘤切除、动脉对端吻合或血管移植术；

(2) 动脉瘤腔内修补术；适于假性动脉瘤或动脉瘤与邻近神经、血管紧密粘连者；

(3) 动脉瘤切线切除、动脉修补术，适于囊状膨出的动脉瘤；

(4) 动脉瘤包裹术，适于动脉瘤无法切除或患者不能耐受切除者。

人工血管(不分叉及分叉人工血管)置换：① 升主动脉替换；② 主动脉根部替换；③ 主动脉弓置换；④ 胸降主动脉替换；⑤ 胸腹主动脉替换；⑥ 杂交手术。

什么是腹主动脉瘤

主动脉动脉瘤可在主动脉全长中任何部位发生，包括从胸降主动脉延伸到上腹部(胸腹动脉瘤)，占主动脉动脉瘤的 1/4，而 3/4 位于腹主动脉，腹主动脉的局限性或弥漫性膨出，腹主动脉扩张直径大于 3 cm 即可称为腹主动脉瘤，腹主动脉瘤中 90%起于肾动脉以下，常向远端延伸到一侧或双侧髂动脉。

腹主动脉瘤的最常见病因

动脉粥样硬化是腹主动脉瘤最常见的病因，占全部病例的 95%以上。调查发现，70%的患者是吸烟者，70%患者伴高血压，30%患者伴冠心病，28%伴有慢性肾功能不全，20%伴有高血脂，8%伴有糖尿病。

腹主动脉瘤的危害有哪些

腹主动脉瘤体增大和破裂；局部压迫引起疼痛或截瘫；血栓脱落导致栓塞等。

腹主动脉瘤的症状及其并发症是什么

腹主动脉瘤多数患者没有明显症状，往往在超声、

CT 或磁共振检查时发现。腹主动脉瘤最致命的并发症是瘤体破裂，破裂时有剧烈的腹痛和背部疼痛，如果不及时手术，瘤体破裂后死亡率达 100%，及时手术的死亡率为 20%～30%。腹主动脉瘤体直径大于 5 cm 时，1 年内破裂的发生率为 8.7%，3 年内发生率为 28%；但也有研究发现 1 年内破裂率为 50%，5 年内破裂率为 91%，8 年内达 100%。几乎所有的瘤体内都有血栓，血栓可感染或脱落并引起相应症状。

腹主动脉瘤应如何治疗

腹主动脉瘤一旦发现，都应接受手术治疗，直径大于 5 cm 的腹主动脉瘤应尽早手术。手术通常采取瘤体切除＋人造血管植入术。覆膜支架腔内隔绝术是新开展的治疗方法，具有创伤小的明显优点，但作为新技术，其长期疗效有待时间证实。

需与腹主动脉瘤鉴别诊断的疾病有哪些

主要与腹腔及后腹膜肿块或肿瘤相鉴别，要点是肿块有无动脉波动性。

腹主动脉瘤的手术适应证有哪些

（1）腹主动脉直径大于 5 cm 者；

（2）腹主动脉年增大 1 cm 者；

（3）动脉瘤压迫引起梗阻或其他症状；

（4）动脉瘤感染、血栓脱落伴内脏或下肢缺血；

（5）动脉瘤破裂或主动脉-肠瘘或主动脉-腔静脉瘘。

腹主动脉瘤的治疗方法有哪些

腔内治疗或人工血管置换（图 8），手术有时需要内脏动脉吻合。

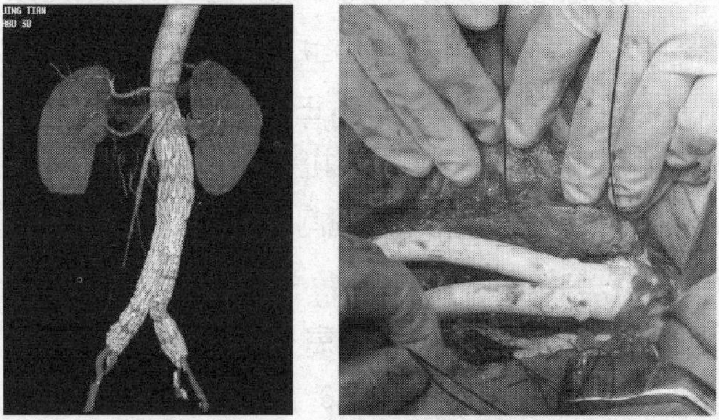

图 8　腹主动脉瘤腔内治疗或人工血管置换

主动脉瘤术后注意事项有哪些

主动脉瘤在国内外都属于风险非常高的疾病。手术后需要注意的事项有：

（1）戒烟戒酒，注意休息，适当活动，活动量应注意量力而行，循序渐进，以不引起心慌、气短为宜。

(2) 饮食：术后早期一般都有轻度肝功能异常，此时可能食欲不佳，饮食方面应该注意清淡为主，多进食鸡蛋、瘦肉、鱼汤等富含营养的食物，有助于伤口愈合及避免低蛋白血症引起的胸腔积液和下肢水肿等。

(3) 服药：一定要继续口服降压药物。此外，主动脉瘤手术后一般心功能恢复需要较长时间，还应该继续口服强心利尿药物。如果还同时做了搭桥术或者换瓣手术，还要口服阿司匹林或华法林等抗凝药物。

(4) 预防和控制感染：对不明原因的间歇或持续性发热，应及时就医。以免延误治疗。

(5) 复查：非常重要的是，主动脉瘤病变可能累及全身的动脉，而手术只能替换其中一部分，所以一定要定期复查！在复查过程中如果发现问题，要及时处理，部分患者可能需要再次手术。

(6) 抗凝问题：主动脉瘤患者如果没有进行瓣膜置换，那么只需要口服阿司匹林 6 个月(包括介入治疗的患者)；如果同时进行冠状动脉搭桥，应该长期口服阿司匹林；如果同时进行了瓣膜置换，那么应该口服华法林，剂量应该根据抽血查凝血酶原时间(PT)及国际标准化比率(INR)来调整，一般 INR 应维持在 1.8～2.5。华法林剂量的调整一定要在医师的指导下，根据 PT 和 INR 结果来调整。抗凝过量和不足可分别导致出血和栓塞，均可能有生命危险，所以切勿自行加减华法林剂量，更不能停药。

主动脉夹层

什么是主动脉夹层

主动脉夹层系主动脉腔内的血液从主动脉内膜撕裂口进入主动脉壁内，使主动脉中层形成夹层血肿，并沿主动脉环状和(或)纵轴扩展即形成主动脉夹层，是一种心血管系统的灾难性疾病。

主动脉夹层对人体有什么危害

主动脉夹层扩展可造成对重要脏器供血动脉开口的压迫和阻塞，以及夹层动脉瘤破裂、主动脉瓣关闭不全、重要脏器供血障碍、休克、心力衰竭等致命性并发症，预后差。70%的患者在发病1周内死亡，90%在发病3个月内死亡。

主动脉夹层的发病及死亡情况如何

发病率：多中心研究证实发病率男女之比为2：1～5：1，近侧主动脉夹层发病的高峰年龄在50～55岁，而远侧主动脉夹层发病高峰在60～70岁；在主动脉夹层的患者中，有62%～78%的患者合并高血压，尤其是患近侧主动脉夹层者占 70%。

生存率：急性近端夹层 1 年生存率为 10%，远端夹层 1 年生存率为 40%。急性阶段的生存情况与内膜并发症的严重性及假腔是否又破入真腔（假腔流道形成）有关，慢性阶段的并发症主要是主动脉瘤破裂，生存率依赖于血压及主动脉内径（≥5 cm 者易于破裂）。

死亡率：急性主动脉夹层动脉瘤死亡率高，未及时治疗的患者，24 小时内有 25%死亡，3 个月到 1 年内有 90%死亡。

死亡原因：通常为急性主动脉瓣反流、大动脉分支梗阻、主动脉破裂等。近侧主动脉夹层破裂的死亡率约为 90%，其中有 75%发生于心包内的主动脉。

主动脉夹层发生的原因有哪些

（1）高血压：主动脉夹层患者中约半数以上有高血压。尤其是长期和重度高血压可增加血流动力对主动脉壁的冲击，并使主动脉营养血管处于痉挛受压状态，引起中层平滑肌缺血、变性、坏死和弹性纤维断裂、纤维化及内膜破裂，最后形成夹层。

（2）动脉粥样硬化：常发生于高血压、高血脂、高血糖和高龄患者，动脉粥样硬化斑块从内腔破溃，可形成夹层。

（3）结缔组织遗传缺陷性疾病：如马凡综合征、先天性主动脉缩窄、二叶主动脉瓣及二尖瓣脱垂等患者常有主动脉壁结缔组织遗传性缺陷，表现为主动脉中层胶原和纤维组织变性，继之发生囊性坏死和内膜缺乏支撑，易致内膜破裂和形成夹层。

(4)其他：严重主动脉外伤、介入性心血管诊疗操作以及主动脉插管时，均可引起主动脉夹层。

主动脉夹层发生的机制是什么

主动脉夹层发生的机制，即主动脉壁中层病变。

动脉内膜撕裂、管壁剥离和血肿在动脉壁中层蔓延扩大，是夹层动脉瘤的基本病理发展过程。造成内膜撕裂的主要因素是：主动脉中层变性、心脏搏动引起的主动脉运动、左心室射血对主动脉壁的冲击力。因心脏收缩时活动的主动脉弓与较为固定的降主动脉交界处所受牵拉应力大及左心室射血对主动脉壁的冲击力也大，故通常撕裂65%位于近心端的升主动脉，为横向，穿过内膜及中膜的一半，剥离主动脉周径的50%。夹层可沿着主动脉顺行剥离到任一处，由于假腔压迫或其剥离片有时可阻塞真腔，可造成主动脉血流动力学改变；升主动脉夹层逆行蔓延虽少见，但可致主动脉瓣脱垂及冠脉起始端阻塞。严重并发症包括主动脉破裂、主动脉瓣关闭不全、主动脉及其分支阻塞。因升主动脉在心包内，故其破裂可致急性心包填塞，远端夹层破裂常至纵隔、左胸腔及腹腔。

主动脉夹层是怎么分型的

一般情况下主动脉夹层按照其病变范围进行分型。

（1）一种是 De Bakey 分型，分为 3 型（图 9）。

Ⅰ型：剥离范围自升主动脉延伸至腹主动脉；

Ⅱ型：剥离范围限于升主动脉或弓部右半部；

Ⅲ型：剥离范围在右锁骨下动脉开口以远。夹层未累及腹主动脉者为Ⅲa 亚型，夹层累及腹主动脉者为Ⅲb 亚型。

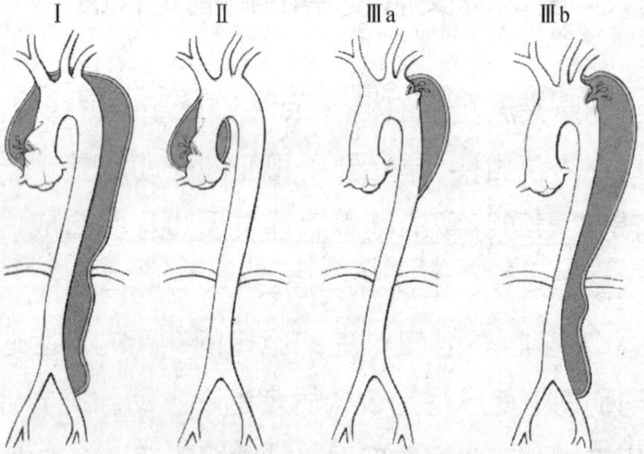

图 9　主动脉夹层 De Bakey 分型

（2）另外一种是 Stanford 分型（图 10）：Stanford A 型，包括 De Bakey Ⅰ型和Ⅱ型；Stanford B 型，等同于 De Bakey Ⅲ型。

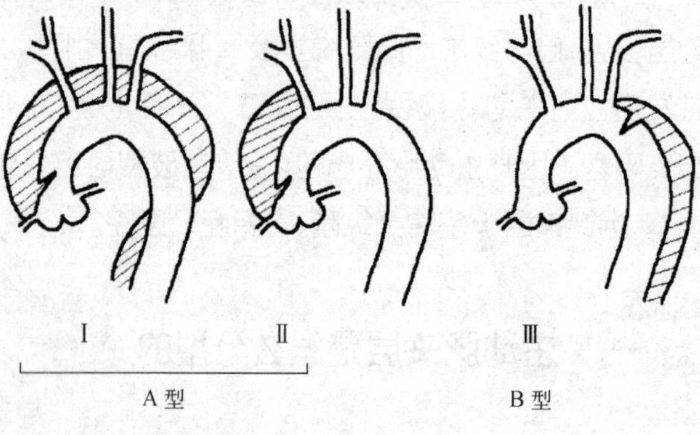

图 10　主动脉夹层 Stanford 分型

主动脉夹层的症状有哪些

主动脉夹层发病突然，表现为突然出现的胸、背或腹部刀割样或撕裂样锐痛。病变位于升主动脉时，症状类似于心绞痛，但更剧烈，使用硝酸酯类药物无效。累及腹主动脉时腹痛与急腹症类似，但很少有呕吐、腹肌紧张、腹部压痛。累及主动脉瓣时可造成主动脉瓣急性关闭不全，出现呼吸困难、咳粉红色泡沫痰等症状。累及头臂分支可造成脑缺氧，出现昏迷、意识障碍。累及冠状动脉可造成心肌缺血或心肌梗死。累及肾动脉可造成少尿、无尿，甚至肾功能衰竭等。

如何诊断主动脉夹层

当患者有典型的临床症状时，应立即行 CT 或磁共振(MRI)检查，明确是否有主动脉夹层以及病变范围。对可疑病例可先行超声检查作初步筛选。常用的辅助检查有：X 线胸片、超声心动图、经食管超声心动图(TEE)、CT、磁共振(MRI)、血管内超声(IVUS)，以及主动脉造影[数字减影血管成像(DSA)]。

主动脉夹层的主要危害有哪些

主动脉破裂，主动脉关闭不全，冠状动脉灌血不足，脊髓缺血，以及其他重要脏器供血障碍。

主动脉夹层的内科治疗原则如何

主动脉夹层(AD)患者均以内科治疗开始,需立即给予降血压和降低心肌收缩力的治疗,并密切进行临床、血流动力学和主动脉影像学的观察。

药物治疗的指征:① 无并发症的 De Bakey Ⅲ型 AD:De Bakey Ⅲ型患者,经过大量的治疗随访观察和比较研究,内科治疗可明显降低早期病死率,而急性期手术病死率仍然相当高,约为 50%;内科与外科治疗的远期结果,经随访观察并无显著区别;② 稳定孤立的主动脉弓夹层;③ 稳定的慢性夹层;④ 病情已不可能实施手术。

药物治疗的目标:通过控制疼痛、降低血压、减轻血流搏动波对主动脉壁的冲击和降低左心室收缩力及收缩速率(dp/dt),使心率达 60～80 次/分,收缩压控制在100～120 mmHg 的水平,以预防 AD 破裂及其他并发症。

主动脉夹层如何进行药物治疗

主动脉夹层(AD)一旦确诊,应当立即进行镇痛、降血压治疗。镇痛多使用哌替啶(度冷丁)、吗啡。降血压多使用半衰期短的药物,如硝普钠持续微泵泵入,尽量将动脉收缩压控制在 100～120 mmHg。同时使用 β-受体阻滞剂(如美托洛尔、艾司洛尔)减慢心率、降低心肌收缩力,将心率维持在 60～80 次/分。

具体的药物治疗的方法:胸痛剧烈者可加重高血压

及心动过速，应迅速使之缓解，可静脉注射吗啡 5 mg，甚至给予冬眠疗法。

急性阶段：β-受体阻滞剂适合于轻度高血压患者，对于重度高血压病患者则需与硝普钠联合静脉应用，正确的方法是在应用血管扩张剂之前服用β-受体阻滞剂，否则血管扩张剂会因减少心脏后负荷而使心室收缩率提高，造成夹层扩展。而β-受体阻滞剂则可降低左心室射血力量。开始静脉滴注时，硝普钠剂量为 20 μg/min，根据血压测量值缓慢递增，可用至 100 μg/min。

常用β-受体阻滞剂有：① 普萘洛尔（心得安）：每3~5分钟静注 1 mg，直至奏效。通常，以不超过0.15 mg/kg体重（或 10 mg）为宜。② 拉贝洛尔（柳胺苄心安）为一种兼具α及β肾上腺素能受体的阻滞剂，能在降低收缩速率（dp/dt）的同时，降低动脉血压，尤适于主动脉夹层的治疗。首剂用量为 20 mg，缓慢（2 分钟以上）静脉注入。随后，每 10～15 分钟给 40～80 mg，至心率及血压控制为度（总量＜300 mg）。维持疗效需持续静脉滴注，2 mg/min，可缓慢递增至 5～10 mg/min。③ 艾司洛尔（艾司心安）为一种超短作用 β_2 -受体阻滞剂，可用于动脉血压不稳定者的治疗。鉴于本品可在特殊状态下骤然停药的优点，故适用于有手术意向患者的治疗。

硫氮酮及维拉帕米（异搏定）兼具血管扩张及负性肌力作用，可酌情选用并缓慢静脉输注。血压控制后应改为β-受体阻滞剂、血管紧张素转换酶抑制剂（ACEI）、钙通道阻滞剂（CCB）、血管紧张素Ⅱ受体拮抗剂（ARB）或利尿剂等药物口服。

主动脉夹层的外科治疗方法有哪些

外科手术治疗是主动脉夹层动脉瘤治疗有效的根治方法(Betall -“象鼻”手术、David 手术及 Cabrol 手术)。主动脉夹层一旦诊断明确,应立即手术或介入或杂交治疗。夹层累及升主动脉的患者需要立即手术治疗。而仅累及降主动脉远段的夹层,可以行介入治疗(该手术创伤小、恢复快),也可以行手术治疗(图 11、图 12、图 13)。杂交手术则综合了介入治疗和手术治疗的优点,适用于高危患者和复杂病变患者,减少了诸多手术风险和并发症。

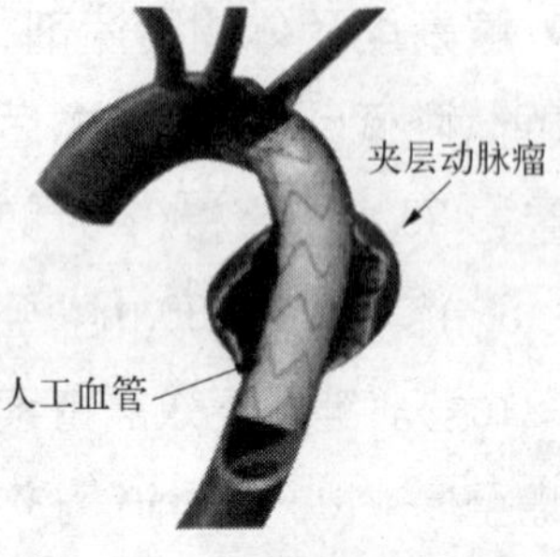

图 11　主动脉夹层人工血管

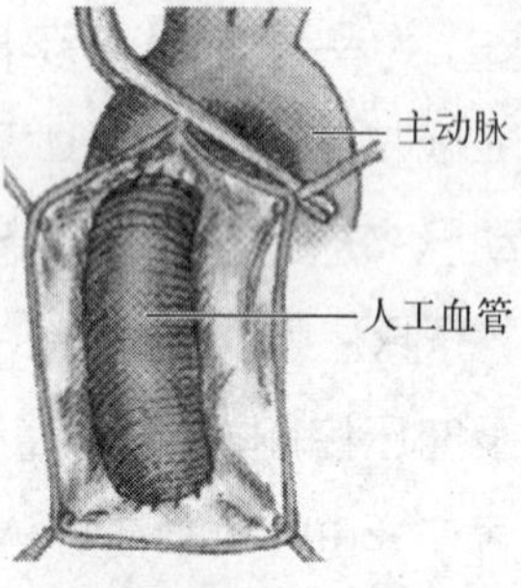

图 12　人工血管置换

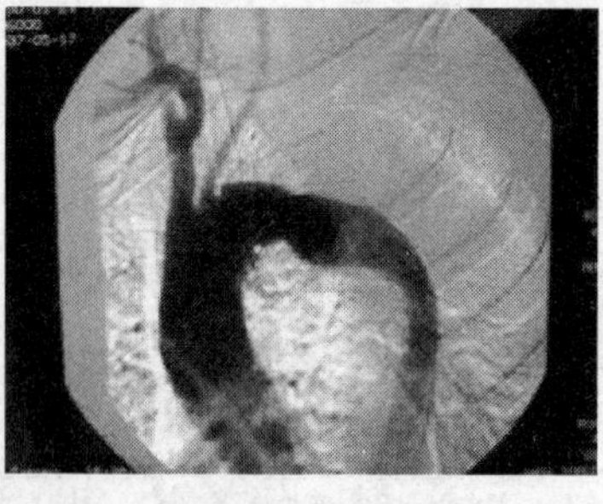

图 13　主动脉夹层介入治疗

主动脉夹层的外科治疗如何进行

如果患者血流动力学不稳定、有主动脉破裂征象、病变累及主动脉瓣膜或者冠状动脉或者主动脉弓的分支引起严重心脑血管并发症、急性左心衰竭、严重心肌缺血、脑缺血、少尿甚至无尿时，均应当紧急手术。降主动脉和腹主动脉可选择放置覆膜支架行腔内隔绝术；主动脉弓及其主要分支血管受累时，手术需在体外循环下将病变切除后行人造血管植入术（图 14）。

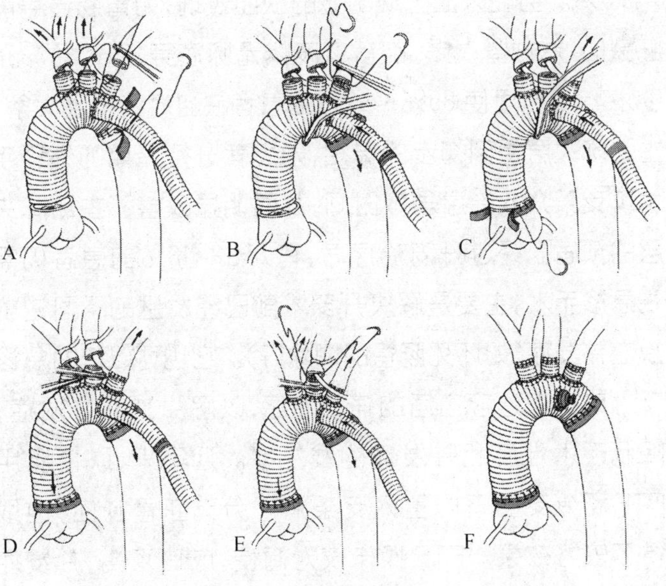

图 14　主动脉夹层病变切除后行人造血管植入术

何谓主动脉夹层的介入治疗

1．主动脉夹层介入治疗的方法

（1）经皮主动脉内膜开窗术：主动脉内膜开窗术（PTF），指在真假腔之间的内膜片上开窗，使假腔内血流通过开窗的破口返回真腔，降低假腔内压力，同时使真腔内压力增加，从而既降低了假腔扩张和破裂的危险性，又能改善被堵塞的分支血管的灌注，解决缺血并发症。PTF 主要用于治疗主动脉夹层分支血管缺血并发症，有分支血管缺血并发症的主动脉夹层患者（包括腹腔脏器、肾脏及四肢缺血者）共约占 30%。有分支缺血并发症的患者总的死亡率高达 51%，而无缺血并发症的总死亡率为 29%。当临床上出现明显的缺血表现，如胃肠道等内脏缺血、急性肾衰竭、跛行或肢体无脉症等，应行急诊开窗术。PTF 可使 85%～93%的患者缺血症状得到缓解，主动脉夹层得到初步的稳定，为患者进行择期的外科手术或支架介入治疗争取时间，从而明显改善了主动脉夹层的预后。经过开窗治疗后，有 8%～13%的患者仍需要急诊手术，主要是解决开窗术前已经发生的不可逆的缺血并发症（如坏死肠管的切除等）。它也可以作为急诊手术或支架治疗前后的辅助治疗，以解决缺血并发症，降低手术难度和并发症的发生率。近年来，联合应用 PTF 和分支血管内置入支架治疗分支血管缺血，也取得了较好效果。PTF 操作较为简便，成功率高，并发症发生率较低，有报道术中出现主动脉壁穿孔，但并未造成严重后果。PTF 死亡率低，多见于急性主动脉夹层，死亡原因主要与开窗术前已经发生的不可逆的缺血并发症有关。

（2）经皮主动脉腔内覆膜支架置入术：经皮主动脉腔内覆膜支架置入术最初于 1990 年由阿根廷的 Parodi 用于腹主动脉瘤的治疗，1994 年 Dake 等首次将经皮主动脉腔内覆膜支架置入术用于胸主动脉瘤及降主动脉夹层的治疗。主动脉夹层的覆膜支架治疗是在真腔内置入覆膜支架，封堵夹层原发破口，使假腔内血流失去交通，诱发血栓形成，使内外膜粘连闭合，封闭假腔，减少主动脉扩张或破裂的危险，同时真腔扩大，改善分支血管灌注，从而稳定主动脉夹层。目前所用的覆膜支架多为自弹性镍钛合金支架，外面覆以涤纶或聚酯材料。近年来，随着科技进步，覆膜支架的稳定性有了很大提高。目前应用较多的有美国的 Excluder 支架、Talent 支架、Zenith 支架等，国产有 Aegis 支架（上海微创医疗公司生产）等。支架型号的选择标准是其直径大于主动脉近端锚定部位直径的 10%～20%。夹层的支架治疗是外科手术治疗的重大变革，它不仅缩短手术时间，损伤小，而且安全有效，成功率高，并发症发生率和死亡率较外科手术明显降低。Nienaber 等报道两组夹层患者分别进行支架和手术治疗，支架组死亡率和并发症发生率均为零，手术组分别为 33%和 42%。支架组 12 例患者术后假腔均达到完全的血栓化，并且假腔直径显著缩小。Dake 等报道 19 例患者中有 15 例假腔完全血栓化，4 例部分血栓化。早期死亡率为 16%，主要与外周血管缺血等并发症有关。术后随访发现患者真腔直径明显增加，同时有76%的分支血管缺血症状得到缓解。主动脉夹层覆膜支架治疗开始仅限于 Stanford B 型夹层，之后，Kato 等报道了10 例破口位于降主动脉的 Stanford A 型夹层，覆膜支架治疗也取得了很好效果。

（3）主动脉夹层覆膜支架治疗的适应证：目前，主动脉夹层覆膜支架治疗的适应证国际上尚无统一标准。Shimono 等总结的支架治疗主动脉夹层的解剖适应证如下：① 原发破口位于降主动脉或距左锁骨下动脉以远1 cm以上；② 降主动脉破口位于胸$_{10}$动脉近侧段；③ 与支架近端接合的主动脉无明显扩张（直径>38 mm）或动脉粥样硬化；④ 无严重的主动脉瓣反流；⑤ 无冠状动脉或头臂动脉缺血；⑥ 股动脉和髂动脉的直径和质量可以保证传输系统的进入（最小 18Fr）。

（4）主动脉夹层支架治疗的不足之处：主动脉夹层支架治疗比外科手术有着明显的优越性，但还存在一些尚待解决的问题，如：① 主动脉夹层支架治疗截瘫发生率为 0%～11.6%，考虑因支架阻塞相关肋间动脉，导致起源于胸$_9$～腰$_2$水平肋间动脉的脊髓根大动脉缺血所致，故术中应尽量避开这些肋间动脉，并尽量缩短覆膜支架的长度，以预防截瘫的发生。② 左锁骨下动脉缺血。过去，一直强调夹层破口距左锁骨下动脉的开口应该有一定距离（>1 cm），才能行覆膜支架治疗，覆膜支架置入术后应密切观察左上肢有无缺血表现，一旦发生缺血，应急诊行动脉旁路移植术，解决左锁骨下动脉缺血。③ 内漏（Endoleak）是支架置入术后较常见的并发症，主动脉造影或经食管超声(TEE)检查等可明确内漏的位置及分型。Palma 等报道支架内漏的发生率为 71.1%。部分内漏可以自行愈合而消失,但持续存在的内漏可引起主动脉的扩张或破裂,需行外科手术或再次置入支架修补内漏。④ 支架移位主要因支架近端与主动脉壁锚定部位不能紧密接合引起,可能会引起主动脉破裂等严重后果,所以要保证主动脉与支架近端锚定部位无明显扩张及病变。⑤ 支架自身及传输系统对主动脉壁的损伤,可造成新的内膜破口诱发新的夹层,甚至穿透主动脉壁,其安全性的设计还需进一步改良和完善。

主动脉夹层的腔内隔绝治疗术后注意事项有哪些

患者术后应在监护病房监测 24～48 小时,待病情稳定后转入普通病房。常规静脉使用抗生素 4～6 天,再改用口服抗生素 1 周。术后患者如出现所谓"三高二低"的临床症状,应考虑到覆膜支架术后综合征的发生。"三高二低"即体温升高(常不超过 38.5℃)、白细胞计数升高和 C-反应蛋白升高,同时血小板和红细胞呈不同程度的降低。该综合征的发生考虑与植入的异物反应、假腔内血栓形成后再吸收、支架对红细胞的直接机械破坏等因素有关。症状较轻的患者可予小剂量泼尼松口服 5～7 天,一般为每天 3 次,每次 5 mg,一般 2 周内可恢复。对症状较重者,当血红蛋白低于 80 g/L 和血小板计数低于 60×10^9/L 时,应及时给予成分输血。

为避免血栓形成，术后应口服阿司匹林和氯吡格雷6个月。

术前有高血压的患者还需要进行长期的降血压治疗。控制血压应注意药物种类和剂量的个体化，定期复查血压以确保血压控制在合理的范围内。血管紧张素转换酶抑制剂因有咳嗽的不良反应，不宜使用；二氮嗪、米诺地尔等强降压药可增加心肌收缩力和心率，应避免使用。

做完介入治疗后还需要接受什么治疗

做完介入之后需要进行抗血栓治疗。因为血管内支架或者覆膜支架作为异物，可能在其支架上产生血栓，为防止血栓形成，在术后进行抗血栓治疗。通常使用抗血小板药物氯吡格雷和阿司匹林。阿司匹林需要长期口服，每日100～300 mg，同时前4周还需要口服氯吡格雷75 mg/d；覆膜支架因为在支架上还有一层人造血管，其完全内皮化时间较长，氯吡格雷通常需要口服6个月。

主动脉夹层患者的护理和急救措施有哪些

（1）监护：对所有高度怀疑主动脉夹层的患者立即收入急症监护病房，监测血压、心率、中心静脉压、尿量，必要时还需监测肺小动脉楔压和心输出量。

（2）控制血压：早期治疗的目的是减轻疼痛，将收缩压降至 100～120 mmHg 或降至能足够维持心、脑、肾等重要器官灌注量的低水平而有效遏制主动脉夹层的继续扩展。可使用硝普钠静脉滴注，应用时密切观察患者血压变化及是否有硝普钠的不良反应：恶心、烦躁、嗜睡、低血压和氰化物样或硫氰酸盐样毒性作用。

(3) 控制心率：无论是否有收缩期高血压或疼痛均给予β-受体阻滞剂，使心室率控制在 60～80 次/分，以减低左室收缩力，这样能有效地稳定或终止主动脉夹层的继续扩展。因此监测血压、心率是最重要的一个环节。在服用β-受体阻滞剂时，护理人员要按时按量给患者服药，以免漏服，并观察患者服药后的血压、心率反应。

(4) 建立最佳静脉通路：接诊疑似主动脉夹层患者后即刻建立静脉通道，进行静脉留置针，以利于快速输液、泵入药物。

(5) 解除焦虑、不安心理：由于剧烈的疼痛，所有患者都具有濒死感、烦躁等表现。作为监护护士，在保持病室安静的情况下，主动安慰患者，体贴患者，了解其心理变化而采取相应的处理方法，让患者安心并积极配合医师和护士，以取得最佳治疗结果。必要时可使用镇静安眠药辅助治疗，如：艾司唑仑(舒乐安定)、冬眠合剂等。

(6) 解除疼痛：疼痛是所有患者的首发症状，因此解除疼痛应该是首要问题，在积极控制血压、心率的同时，若患者仍有疼痛，应该使用镇痛剂，可使用吗啡 3 mg 静脉推注，然后皮下注射，在控制疼痛上起到了很好的效果，对于疼痛较重者可以间断 4～6 小时重复使用。

(7) 给氧：持续低流量吸氧 2～3 L/min，向患者讲解流量吸氧可以增加血液中氧的含量，缓解心肌缺氧及应用血管扩张剂后循环血量减少导致的氧供给不足。

(8) 卧床休息：一切生活护理均由护理人员协助完成，包括床上排便、洗漱、进食、翻身等。保持患者无情绪波动，安静地渡过急性期，因为急性期是主动脉夹层死亡的好发时间，在此期卧床休息避免患者活动，减少了心肌耗氧量，同时也减少了心肌做功。

(9) 保持大小便通畅：患者因发病突然，绝对卧床后不习惯床上大小便，护士应耐心向患者解释其必要性，同时保持大便容易排出，进食富含粗纤维的食物，必要时给予缓泻剂。

覆膜血管支架有什么优点和缺点

覆膜血管支架是超薄超强织物与金属支架结合的复合体，支架在病变血管处展开后人造血管与管壁贴附，可以有效避免血管扩张后发生破裂。

覆膜血管支架通过血管腔被送到指定部位，通常只需要通过动脉穿刺即刻实施，与传统手术相比较，具有术前准备时间短、创伤小、术后恢复快的优点，因而越来越受到青睐。其缺点为容易发生支架部位血栓、支架内再狭窄、支架移位、堵塞分支血管，用于动脉夹层时存在内漏的可能。尤其是堵塞重要分支血管的风险，常常限制其使用。另外一个需要考虑的就是价格因素，目前使用覆膜支架进行治疗的费用远高于常规手术，在一定程度上影响了其推广。

多发性大动脉炎

什么是多发性大动脉炎

多发性大动脉炎，又称 Takayasu 病，是一种累及主动脉及其分支、肺动脉的慢性进行性非特异性炎症性疾病，常引起不同部位的动脉狭窄或闭塞，又称主动脉炎综合征、主动脉弓综合征、无脉症等。本病多见于女性，约 90%的患者在 30 岁内发病。

引起多发性大动脉炎的原因有哪些

可能与下列因素有关：

(1) 自身免疫反应。发病初期常有低热、四肢关节和肌肉疼痛，伴有红细胞沉降率（血沉）增快、免疫球蛋白升高、抗主动脉抗体和类风湿因子阳性。因而考虑是感染激发了大动脉壁内的抗原，产生了抗大动脉抗体，形成免疫复合物沉积于大动脉壁，发生非特异性炎症。

(2) 雌激素水平过高。长期使用雌激素后动脉壁损害与大动脉炎相似。

(3) 遗传因素。近亲常先后发病，提示与遗传因素有关。

多发性大动脉炎的病理变化怎样

病理变化主要是慢性、进行性、闭塞性炎症。基本病变为弥漫性纤维组织增生伴有炎性细胞浸润，而以增生性病变为主。常累及动脉全层，内膜和外膜显著增厚，中层弹性纤维变性和纤维化，管腔有不同程度的狭窄，常合并有血栓形成。动脉壁中层破坏严重者可形成局限性动脉瘤和狭窄后扩张。病变主要累及主动脉及其大、中分支，分支开口处常最严重。好发部位依次为锁骨下动脉（90%），颈动脉（45%），椎动脉（25%）和肾动脉（20%）。常为多发性，约 84%患者病变侵犯 2 支以上动脉。早期病例改变为动脉外膜和动脉周围炎，浆细胞及淋巴细胞浸润，肌层及弹性纤维破坏，伴有纤维组织增生，内膜水肿、增生、肉芽肿形成。晚期出现动脉壁纤维化、管腔不规则狭窄及继发性血栓形成，最后血管闭塞。据此多发大动脉炎病理过程可分两个阶段：初始的活动期和后期血管闭塞期。

多发性大动脉炎活动期的症状有哪些

约 3/4 的患者于青少年时发病。起病大多缓慢，有全身症状如发热、全身不适、食欲不振、体重下降、夜间盗汗、关节痛和疲乏等。病变动脉处可有局限性疼痛和压痛。活动期症状可自行隐退，经过长短不等的隐匿期后出现大动脉及分支闭塞的症状和体征。

多发性大动脉炎血管闭塞期有哪些症状

狭窄病变血管处可有血管杂音和震颤,远端的动脉搏动减弱或消失,血压降低或测不出。

什么是动脉栓塞

动脉栓塞是指血块或进入血管内的异物成为栓子,随着血流冲入并停顿在口径与栓子大小相似的动脉内,造成动脉阻塞,引起急性缺血的临床表现。特点是起病急骤,症状明显,进展迅速,预后严重,需积极处理。

多发性大动脉炎有哪些早期症状

症状体征主要为急性动脉栓塞的临床表现,可以概括为:疼痛、感觉异常、麻痹、无脉和苍白。

(1)疼痛:往往是最早出现的症状,由栓塞部位动脉痉挛和近端动脉内压突然升高引起疼痛。起于阻塞平面处,以后延及远侧,并演变为持续性。轻微的体位改变或被动活动均可致剧烈疼痛,故患肢常处于轻度屈曲的强迫体位。

(2)皮肤色泽和温度改变:由于动脉供血障碍,皮下静脉丛血液排空,因而皮肤呈苍白色。如果皮下静脉丛的某些部分积聚少量血液，则有散在的小岛状紫斑。栓塞远侧肢体因供血不足，皮肤温度降低并有冰冷感觉。用手指自趾（指）端向近侧顺序检查，常可扪到骤然改变的变温带，其平面一般要比栓塞平面约低一手宽的距离，对栓塞部位的定位有一定临床意义。如腹主动脉末端栓塞音，约在双侧大腿和臀部；髂总动脉栓塞者，约在大腿上部；股总动脉栓塞者，约在大腿中部；腘动脉栓塞者，约在小腿中部。

（3）动脉搏动减弱或消失：由于栓塞及动脉痉挛，导致栓塞平面远侧的动脉搏动明显减弱，以至消失，栓塞的近侧动脉搏动反而加强。

（4）感觉和运动障碍：由于周围神经缺血，引起栓塞平面远侧肢体皮肤感觉异常、麻木甚至丧失。然后可以出现深感觉丧失，运动功能障碍以及不同程度的足或腕下垂。

（5）动脉栓塞的全身影响：栓塞动脉的直径越大，全身反应也越重。伴有心脏病的患者，如果心脏功能不能代偿动脉栓塞后血流动力学的变化，则可出现血压下降、休克和左心衰竭，甚至造成死亡。栓塞发生后，受累肢体可发生组织缺血坏死，引起严重的代谢障碍，表现为高钾血症、肌红蛋白尿和代谢性酸中毒，最终导致肾功能衰竭。

多发性大动脉炎有哪些临床表现

1. 全身表现

多发性大动脉炎的全身临床表现有：发热、全身不适、食欲不振、出汗、苍白，可伴关节炎和结节性红斑等。

2. 局部表现

(1) 头臂动脉型：上肢易疲劳、疼痛、发麻或发凉感觉，咀嚼时面部肌肉疼痛，情绪易激动，头晕、头痛、记忆力减退、易晕厥、视力减退和一过性眼前发黑。单侧或双侧桡、肱、腋、颈或颞等动脉的搏动减弱或消失，而下肢动脉搏动正常，上肢血压测不出或明显减低，或两臂收缩压相差＞2.67 kPa (20 mmHg)，下肢血压正常或增高。狭窄的血管部位可听到持续性或收缩期杂音。

(2) 胸腹主动脉型：下肢麻木、疼痛、发凉感觉，易疲劳，间歇性跛行，上肢血压持续增高者可有高血压的各种症状，下肢动脉一侧或两侧搏动减弱或消失，血压测不出或明显降低，上肢血压增高，腹部或肾区可听到收缩期杂音，可有左心室增大或出现急性左心衰竭的体征。

(3) 肾动脉型：持续、严重或顽固的高血压，以及由高血压所引起的各种症状。四肢血压均明显增高。可有左心室增大或左心衰竭的体征，上腹部或肾区可听到收缩期杂音。

(4) 肺动脉型：单纯肺动脉型轻者可无明显症状，重者可有发绀、心悸、气短。肺动脉瓣区、腋部和背部收缩期杂音，肺动脉瓣区第二音亢进等肺动脉高压的表现。

(5) 混合型：病变累及上述两组或两组以上的血管。大多数患者有明显高血压表现，其他表现随所受累血管的不同而异。

多发性大动脉炎如何诊断

年轻患者，尤其是女性患者，曾有低热、乏力、关节酸痛史，出现上述症状之一即要考虑本病。辅助检查如数字减影造影(DSA)可确诊，磁共振或 CT 血管成像也是较为可靠的诊断方法。其诊断要点如下：

(1) 临床诊断：40 岁以下女性，具有下列表现 1 项以上者，应怀疑本病：① 单侧或双侧肢体出现缺血症状，表现为动脉搏动减弱或消失，血压降低或测不出；② 脑动脉缺血症状，表现为单侧或双侧颈动脉搏动减弱或消失，以及颈部血管杂音；③ 近期出现的高血压或顽固性高血压。伴有上腹部Ⅱ级以上高调血管杂音；④ 不明原因低热，闻及背部脊柱两侧或胸骨旁、脐旁等部位或肾区的血管杂音，脉搏有异常改变者；⑤ 无脉及有眼底病变者。

(2) 诊断标准：采用 1990 年美国风湿病学会的分类标准：① 发病年龄 40 岁以下：40 岁前出现症状或体征；② 肢体间歇性运动障碍：活动时 1 个或多个肢体出现逐渐加重的乏力和肌肉不适，尤以上肢明显；③ 肱动脉搏动减弱：一侧或双侧肱动脉搏动减弱；④ 脉压差＞10 mmHg：双侧上肢收缩压差＞10 mmHg；⑤ 锁骨下动脉或主动脉杂音：一侧或双侧锁骨下动脉或腹主动脉闻及杂音；⑥ 血管造影异常：主动脉一级分支或下肢近端的大动脉狭窄或闭塞，病变常为局灶或节段性，且不是由动脉硬化、肌纤维发育不良或类似原因引起。

符合上述 6 项中的 3 项者可诊断本病。此诊断标准的敏感性和特异性分别是 90.5%和 97.8%。

多发性大动脉炎应该做哪些检查

多发性大动脉炎病因未明，早期无特异性检测标准。红细胞沉降率(ESR)在提示本病活动性方面有一定意义，尤其是年轻患者，在活动期 83%患者的 ESR 加速(≥20 mm/h)。然而，随着年龄增长，ESR 有下降趋势。ESR 的高低与急性发作不成正比，故 ESR 不能提示本病活动程度。此外，本病在活动期抗链球菌溶酶素滴度常上升，C-反应蛋白可呈阳性，类风湿因子、抗主动脉抗体甚至 Coomb 抗体均可阳性，血清白蛋白降低，α_1、α_2、γ 球蛋白增高，IgM、IgG 可先后呈不同程度增高。高凝状态在本病的发生中起着一定作用，血液物化测定有助于发现高凝状态。本病心电图及 X 线摄片检查无特异改变，较有意义的检查如下。

(1) 脑血流图：头臂动脉型患者，当颈动脉和(或)无名动脉受累时，脑血供减少。因此脑血流图检查可间接提示上述动脉的病变。

(2) 肺扫描：肺动脉型患者，放射性核素^{113m}铟聚合大分子白蛋白扫描，可见肺野放射性分布明确缺陷。

(3) 节段性肢体血压测定和脉波描记：采用应变容积描记仪(SPG)、光电容积描记仪(PPG)测定动脉收缩压并可以在指、趾描记动脉波形，了解肢体各个平面的动脉血供情况。多发性大动脉炎患者，若同侧肢体相邻段血压或两侧肢体对称部位血压差>2.67 kPa (20 mmHg),提示压力降低的近端动脉狭窄或阻塞。由于此法简单、方便、无痛苦,易被患者接受,可作为本病客观指标之一广泛应用于临床,并可用于随访病变进展。

(4) 数字减影血管造影(DSA):DSA 是应用计算机减影技术,探测注射造影剂前后所得影像差别,消除与血管图像无关的影像单独显示血管图像,目前已运用于各种血管造影。本病 DSA 显像不如常规动脉造影清晰且无立体感,但 DSA 不需动脉插管,造影剂用量少,对肾功能损害小,适用于门诊选用和术后随访。

(5) 磁共振成像(MRI):这一技术使机体组织显像发展到解剖学、组织生物化学和物理学特性变化相结合的高度,使许多早期病变的检测成为可能。多发性大动脉炎引起血管狭窄或阻塞,相应脏器缺血所致的代谢障碍,可通过 MRI 诊断。由于本病为动脉全层的非化脓性炎症及纤维化,MRI 可观察到动脉壁异常增厚,受累的胸腹主动脉狭窄。与常规血管造影相比,避免了动脉腔内操作,减轻了痛苦,是无损伤血管检测技术的一大发展。但 MRI 诊断多发性大动脉炎的敏感性仅为 38%,因此目前此法尚不能完全取代动脉造影。

(6) 排泄性尿路造影:肾动脉阻塞,静脉肾盂造影可有四大改变:① 两肾大小差异。目前认为两肾长度相差 1.5 cm 左右有重要意义。② 两肾肾盂显影时间差异。肾动脉阻塞引起肾小球滤过率降低,尿经过时间延长,从而延缓显影剂在收集小管出现的时间。③ 两肾肾盂显影剂浓度差异。患侧肾小管水和钠再吸收高于健侧,可利用尿素使健侧肾更快地排出显影剂，加强两侧肾盂显影的差异。④ 输尿管压迹。由侧支循环所致。

(7) 放射性核素肾图：是一种安全、简单、敏感、迅速的分辨肾功能测定方法，可作为肾动脉病变的辅助检查。肾动脉受累影响肾功能，肾图可表现为低功能或无功能，血管段及分泌段降低，若已形成丰富侧支循环，肾图可完全正常。其缺点是只能反映肾功能改变，不能显示病理结构改变，若动脉狭窄尚未影响肾功能，肾图可正常，肾图无特异性，不能对本病作出确诊。

(8) 肾素活性测定：在本病肾动脉型肾素-血管紧张素系统提升血压的作用已被公认，肾素活性测定也已被广泛应用。测定两边静脉肾素活性比值(患侧肾素/对侧肾素)，以及周围循环肾素的水平或对侧肾静脉肾素与周围血肾素的比值，不仅有助于证实血管病变对肾功能的影响程度借以明确手术指征，对术后预后有较明确的估价。周围血肾素活性高，两侧肾静脉肾素活性差大于 2 倍，外科疗效良好；周围血肾素活性差大于 2 倍，外科疗效良好；周围血肾素活性正常或对侧肾静脉肾素与周围血肾素比值＜1.3，两侧肾静脉肾素活性差＞1.4，术后血压亦都恢复正常或明显下降；两侧静脉肾素活性比值＜1.4，手术效果不佳。两肾静脉肾素活性比值对于鉴别肾血管性高血压与原发性高血压亦有价值，在后者比值基本≤1.4。静脉注射对肾素分泌有立即刺激作用的药物如呋塞米(速尿)0.33～0.36 mg/kg，在肾动脉狭窄可使原血液肾素活性差更为显著。有别于肾实质性病变的肾素活性增高。

（9）动脉造影：迄今仍被认为是诊断多发性大动脉炎的重要方法，也是手术治疗的必要依据，它可清晰而正确地显示病变部位及其范围。早期患者可见主动脉管壁有多发局限性不规则改变；晚期可见管腔狭窄或闭塞，少数呈动脉扩张，主动脉分支病变常见于开口处，呈节段性。胸降主动脉狭窄多始于中段，逐渐变细表现为特征性“鼠尾巴”形状，侧支循环丰富。锁骨下动脉近端闭塞可见锁骨下动脉窃血现象。在肠系膜动脉闭塞或肠系膜上、下动脉间的腹主动脉缩窄，可见肠系膜血管弯曲等特异性动脉造影像。在心绞痛患者冠状动脉造影常可显示冠状动脉缺如和多支病变。但应注意动脉造影是一种创伤性血管检查，有一定并发症，应严格掌握适应证。

（10）活组织检查：本病呈节段性改变、分布不均匀，活检阳性率仅 35%，由于标本来源困难，且有一定痛苦及危险性，故实用价值不大。

多发性大动脉炎需与哪些疾病鉴别诊断

多发性大动脉炎主要与以下疾病鉴别：① 先天性主动脉缩窄：多见于男性，血管杂音位置较高，限于心前区及背部，全身无炎症活动表现，胸主动脉造影见特定部位狭窄（婴儿在主动脉峡部，成人位于动脉导管相接处）。② 动脉粥样硬化：常在 50 岁后发病，伴动脉硬化的其他临床表现，血管造影有助于鉴别。③ 肾动脉纤维肌发育不良：多见于女性，肾动脉造影显示其远端 2/3 及分支狭窄，无大动脉炎的表现，病理检查显示血管壁中层发育不良。④ 血栓闭塞性脉管炎(Buerger 病)：好发于有吸烟史的年轻男性，为周围慢性血管闭塞性炎症。主要累及四肢中小动脉和静脉，下肢较常见。表现为肢体缺血、剧痛、间歇性跛行，足背动脉搏动减弱或消失。游走性浅表静脉炎，重症可有肢端溃疡或坏死等，与大动脉炎鉴别一般并不甚难。⑤ 白塞病：常出现主动脉瓣及其他血管的病变，但白塞病常有口腔溃疡、外阴溃疡、葡萄膜炎、结节红斑等，针刺反应阳性。⑥ 结节性多动脉炎：主要累及内脏中小动脉，与大动脉炎表现不同。

多发性大动脉炎的治疗方法及原则有哪些

本病约 20%为自限性，在发现时疾病已稳定，对这类患者如无并发症可随访观察。发病早期有上呼吸道、肺部或其他脏器感染因素存在。应有效地控制感染，对防止病情的发展可能有一定意义。高度怀疑有结核菌感染者，应同时给予抗结核治疗。常用的药物有糖皮质激素和免疫抑制剂。

(1) 糖皮质激素：激素对本病仍是主要的治疗药物，及时用药可有效改善症状，缓解病情。一般口服泼尼松每日 1 mg/kg，维持 34 周后逐渐减量，每 10～15 日减总量的 5%～10%，通常以红细胞沉降率(ESR)和 C-反应蛋白下降趋于正常为减量的指标，剂量减至每日 5～10 mg时，应长期维持一段时间。活动性重症者可试用大剂量甲泼尼龙静脉冲击治疗。但要注意激素引起的库欣综合征、感染、高血压、糖尿病、精神症状和胃肠道出血等不良反应,长期使用要防治骨质疏松。

(2) 免疫抑制剂:免疫抑制剂联合糖皮质激素能增强疗效。常用的免疫抑制剂为环磷酰胺、甲氨蝶呤和硫唑嘌呤等。环磷酰胺可每日口服 2 mg/kg 或冲击治疗,每 3～4 周 0.5～1.0g/m^2,病情稳定后逐渐减量。甲氨蝶呤每周 5～25 mg 静脉注射、肌内注射或口服。硫唑嘌呤每日口服 2 mg/kg。有报道环孢素、吗考酚酯(霉酚酸酯)、来氟米特等有效。免疫抑制剂使用中应注意查血、尿常规和肝、肾功能,以监测不良反应的发生。

(3) 生物制剂:近年来有报道使用抗肿瘤坏死因子(TNF)拮抗剂,可使大动脉炎患者症状改善、炎症指标好转,但缺乏大样本的临床验证资料。TNF－α单克隆抗体及 TNF 受体-抗体融合蛋白均可试用。

(4) 扩血管、抗凝,改善血液循环:使用扩血管、抗凝药物治疗,能部分改善因血管狭窄较明显所致的一些临床症状,如地巴唑 20 mg,每日 3 次;阿司匹林 75～100 mg,每日 1 次;双嘧达莫(潘生丁)50 mg,每日 3 次。对高血压患者应积极控制血压。

(5) 经皮腔内血管成形术:血管成形术为大动脉炎的治疗开辟了一条新的途径,目前已应用治疗肾动脉狭窄及腹主动脉、锁骨下动脉狭窄等疾病,获得较好的疗效。

(6) 外科手术治疗:手术目的主要是解决肾血管性高血压及脑缺血。① 单侧或双侧颈动脉狭窄引起的脑部严重缺血或视力明显障碍者，可行主动脉及颈动脉人工血管重建术、内膜血栓摘除术或颈部交感神经切除术。② 胸或腹主动脉严重狭窄者，可行人工血管重建术。③ 单侧或双侧肾动脉狭窄者，可行肾脏自身移植术、血管重建术和支架置入术，患侧肾脏明显萎缩者可行肾切除术。④ 颈动脉窦反射亢进引起反复晕厥发作者，可行颈动脉体摘除术及颈动脉窦神经切除术。⑤ 冠状动脉狭窄可行冠状动脉搭桥术或支架置入术。

本病为慢性进行性血管病变，如病情稳定，预后好。预后主要取决于高血压的程度及脑供血情况，早期糖皮质激素联合免疫抑制剂积极治疗可改善预后。其并发症有脑出血、脑血栓、心力衰竭、肾功能衰竭、心肌梗死、主动脉瓣关闭不全、失明等。死亡原因主要为脑出血、肾功能衰竭。

为什么激素治疗多发性大动脉炎的实际效果不好

许多大动脉炎患者服用的药物如：激素、环磷酰胺等，大剂量服用时疗效都不错，红细胞沉降率（血沉）正常，C-反应蛋白（CRP）定量正常，体温恢复正常，炎症性疼痛缓解。

这是因为激素的应用同时抑制了机体免疫系统，使其攻击能力下降，炎症反应得到一时改善，但同时，免疫识别功能也受到抑制，识别能力下降，整体免疫功能进一步低下，免疫不平衡的状态不但没有得到改善，反而更加突出，对一些外来敌人，如细菌、病毒等识别能力进一步降低，抗病能力进一步减弱而容易被感染，甚则由于重度感染，而导致严重的后果。

同时，这些药物也诱发机体内部一些功能紊乱，出现如：内分泌系统紊乱诱发的糖尿病、高血压，微循环障碍诱发的股骨头坏死，消化系统的胃部疾病、十二指肠球部溃疡，妇科的月经消失等都与上述药物的不良反应有关。

动脉栓塞的治疗方法有哪些

（1）非手术治疗：由于动脉栓塞的患者常伴有严重的心血管疾患，因此，即使要施行急症取栓术的患者，亦应重视手术前后非手术治疗处理，以利改善全身情况，减少手术危险性，提高手术疗效。

针对动脉栓塞的非手术疗法适用于：① 小动脉栓塞，如下肢的胫、腓动脉干远端动脉栓塞；上肢的肱动脉远端的动脉栓塞。② 全身情况严重，不能耐受手术者。③ 肢体已出现明显的坏死征象，手术已不能挽救肢体。

常用药物有：纤溶、抗凝及扩血管药物。目前仍以尿激酶最为常用，可经静脉内注射、栓塞动脉近端穿刺注射以及经动脉内导管利用输液泵持续给药等 3 种方法。如能在发病后 3 天内开始治疗，可望取得良好效果。抗凝治疗可以防止继发血栓蔓延，初以全身肝素化 3～5 天，然后用香豆素类衍化物维持 3～6 个月。使用纤溶或抗凝药物治疗期间，必需严密观察患者的凝血功能，及时调整用药剂量或中止治疗，防止重要脏器出血性并发症的发生。

（2）手术疗法：手术方法主要是取栓术和血管旁路手术。

凡是动脉栓塞的患者，除非肢体已发生坏疽，或有良好的侧支循环建立可以维持肢体的存活，如果患者全身情况允许，应及时手术取栓。

取栓术有两种主要方法：① 切开动脉直接取栓；② 利用 Fogarty 球囊导管取栓；导管取栓不仅简化操作，缩短手术时间，而且创伤小，只要备有球囊导管都可以采用该法取栓。术后，除了严密观察肢体的血供情况外，仍应继续治疗相关的内科疾病。尤其应重视肌病肾病性代谢综合征的防治：高血钾、酸中毒、肌红蛋白尿以及少尿、无尿，是肾功能损害的表现，必须及时处理，否则将出现不可逆性肾功能损害。

病变血管严重狭窄或者闭塞引起靶器官缺血，可以行血运重建或血管旁路移植术。旁路转流术就是以一段管道（如人造血管）将血液引向血管狭窄段以远，避免因血管狭窄后血流受阻引起缺血或淤血。

多发性大动脉炎患者日常生活注意事项有哪些

（1）保持情志舒畅，劳逸适度。

（2）避免外邪侵袭，预防感冒。

（3）本病患者应注意保护患肢，避免外伤、烫伤等。

(4) 适当活动，预防血栓的形成。

主动脉缩窄

什么是主动脉缩窄

主动脉缩窄主要是指主动脉局限性一段血管管腔狭窄或闭塞引起主动脉血流障碍的一种先天性病变。主动脉缩窄在各类先天性心脏病中占 5%～8%。主动脉缩窄段病变的部位绝大多数(95%以上)在主动脉弓远端与胸降主动脉连接处亦即主动脉峡部，邻近动脉导管或动脉韧带区。但极少数病例缩窄段可位于主动脉弓胸降主动脉甚至于腹主动脉。有时主动脉可有两处呈现缩窄。极少数患者有家族史，本病多见于男性，男女之比为 3～5 : 1。

主动脉缩窄有什么危害

主动脉缩窄患者可能在相当长的时间内维持正常生活，但迟早会因为高血压导致脑出血、心力衰竭、升主动脉破裂或感染性心内膜炎。缩窄位于动脉导管前者(婴儿型)病情严重，50%于出生后 1 个月内死亡，80%以上在出生后 3 个月内死亡；缩窄位于动脉导管后者(成人型)大多数在 40 岁以前死亡，平均寿命为 35 岁。

按解剖部位主动脉缩窄可分为哪 3 型

按解剖部位主动脉缩窄(CoA)分为 3 型(图 15):导管前型(婴儿型);导管后型(成人型);导管型。

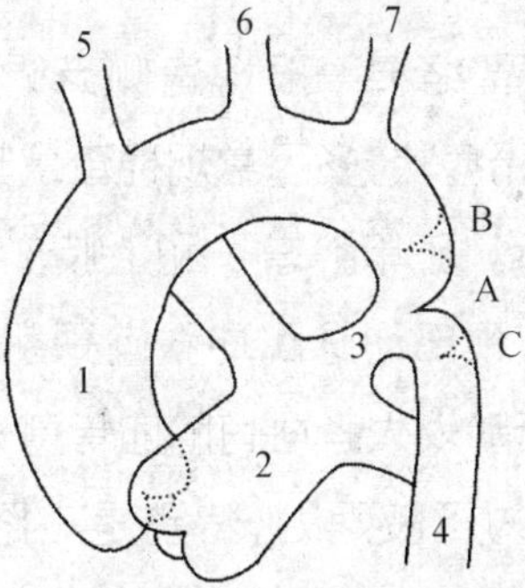

1:主动脉;2:肺动脉干;3:动脉导管未闭,4:降主动脉;
5:头臂干;6:左颈总动脉;7:左锁骨下动脉
A:导管型缩窄;B:导管前型缩窄;C:导管后型缩窄

图 15　主动脉缩窄分型

主动脉缩窄有何临床表现

(1) 导管前型缩窄,从导管口末端向前到锁骨下动脉呈管状主动脉发育不全,且多合并心脏其他畸形,临床上症状出现早,有些出生后足趾即出现差异性发绀,心动过速,表现为左心衰竭。该型常见于婴幼儿,常常合并有室间隔缺损、动脉导管未闭或主动脉瓣畸形,如果 6 个月前动脉导管早期闭合又无侧支循环,则心脏增大,病情危重，常早期死亡，胸骨左缘心前区可听到响亮的收缩期连续性杂音，伴有震颤。该型狭窄在儿童和成人如合并有粗大的动脉导管和丰富的侧支循环，则不仅心前区可听到杂音，背部肩胛间亦可听到柔和的收缩期杂音。腹动脉可扪及搏动，测量上、下肢血压压差差别不大。这对同主动脉弓闭锁，主动脉弓离断很近似的表现只有心血管造影才能鉴别诊断。

（2）导管后型缩窄一般均有侧支循环，常见于儿童或成年人，早期无症状，多因常规检查或其他疾病查体发现杂音而获诊断。随年龄增长和上肢血压高，临床表现为头痛、头晕，头颈部动脉跳动强向颈部传导，伴有活动后心悸、气短；年龄较大者可有脑血管意外，下肢血压低，供血不足，表现为下肢乏力，特别是走路过快时更为明显，甚至腓肠肌痉挛性疼痛，伴有间歇性跛行，下肢常有发凉、寒冷感。上肢高血压，收缩压可达 20.0～40.0 kPa（150～300 mmHg），下肢血压低或测不到。扪诊上肢桡动脉搏动强，下肢无脉或触诊股动脉、腘动脉和足背动脉搏动微弱。左锁骨下动脉起始于狭窄的远端时双上肢脉搏也不一致，左侧桡动脉微弱或无脉。

如何才能发现主动脉缩窄

主动脉缩窄的症状因缩窄部位和程度不同有很大的差异。出生 6 周内发生心力衰竭的患儿往往需要经过超声、心导管检查和造影才能诊断；缩窄程度很轻的患者往往无明显症状，体检时才发现；狭窄程度重的患者主要症状是头痛、头晕、心悸、头颈部有搏动感、面部潮红等高血压症状，下肢麻木和发冷，活动时下肢肌肉疼痛等缺血症状。体检时可发现下肢动脉搏动减弱、下肢血压低于上肢血压（正常时下肢血压比上肢血压高 20～40 mmHg），严重时上肢血压明显增高。左心室常有明显增大，心前区搏动增强。超声、多层螺旋 CT（MSCT）重建和磁共振血管成像（MRA）以及主动脉造影可明确缩窄的具体部位和程度。

主动脉缩窄的典型 X 线表现是怎样的

主动脉缩窄患者常显示心影增大，左心室更为明显。主动脉弓阴影减少，在主动脉结处可呈现扩大的左锁下动脉和缩窄段下端胸降主动脉狭窄后扩大所形成的"3"字征。扩大迂曲的肋间动脉侵蚀肋骨后段下缘而形成的切迹是主动脉缩窄病例的特殊 X 线征象。肋骨切迹仅见于 5 岁以上的病例，最常见于第 4～9 肋骨，一般累及双侧肋骨。但如缩窄病变累及锁骨下动脉，则受累的一侧不显现肋骨切迹。食管钡餐检查常显示在主动脉缩窄区，狭窄后扩大的胸降主动脉或扩大的右侧肋间动脉，在食管左壁形成的压迹，称为"E"字征。

超声心动图检查在主动脉缩窄诊断中有何作用

多普勒二维彩色超声心动图应作为首选的辅助检查

方法，不仅能观察缩窄的部位和长短，并可测缩窄两端的压差，对合并的畸形也可做出初步诊断。成人和儿童如有疑问，还可经食管内放超声探头进行检查，以补充经胸壁和锁骨上窝检查的不足。

主动脉缩窄需与哪些疾病鉴别诊断

（1）大动脉炎引起的主动脉狭窄通常发生在主动脉和（或）其分支，可以出现肢体的脉搏减弱或消失，称“无脉症”，有时伴有高血压，临床症状颇似主动脉缩窄，但大动脉炎多见于青年女性，超声心动图、心血管造影完全可以鉴别。

（2）动脉导管未闭、室间隔缺损等合并畸形时，术前可能错误诊断为单纯畸形而漏诊主动脉缩窄，以致结扎动脉导管而导致下半身缺血，术后产生无尿、肾功能衰竭、上肢高血压而造成严重后果。如临床体检，发现上肢血压高于下肢，触诊股动脉、足背动脉搏动微弱或消失时，应进行超声心动图或其他无创检查以鉴别诊断，如仍未确诊，则应行心脏大血管造影。临床确有漏诊主动脉缩窄而术中单纯结扎动脉导管和修补室间隔缺损造成肾功能衰竭死亡的沉痛教训。

发现主动脉缩窄后应当如何治疗

所有主动脉缩窄一旦诊断明确，都应考虑手术治疗。一般认为宜在 11 岁以前施行手术，以免发生严重的血管继发性病变。狭窄段切除 + 断端吻合是最理想的手术方法，适于狭窄段少于2.5 cm的患者；狭窄段切除+人造血管移植术用于狭窄段较长或伴有狭窄后动脉瘤的患者，但6岁以下儿童不宜采用；狭窄部楔形切除术(Walker手术)适于狭窄部分短小、偏向主动脉一侧的患者；主动脉狭窄成形术(Vosschulte手术)是使用人造血管或左锁骨下动脉补片扩大狭窄部位，可以用于所有类型的主动脉狭窄，但术后易发生假性动脉瘤和再狭窄；人造血管旁路转流术用于狭窄部长而不能切除者、狭窄段显露困难的患者。

手术前如有明显高血压和酸中毒，应适度控制血压、纠正酸中毒；有心衰症状的应当进行强心、利尿治疗。多数患者经处理后病情可明显缓解，对手术的耐受力提高，可在12～24小时内手术。对上述治疗反应差、合并酸中毒、无尿时需要紧急手术。

主动脉缩窄如何治疗

药物疗法只是主动脉缩窄治疗过程中的一部分，最后都必须经外科手术矫治畸形、恢复正常血流动力学状态，只是对外科手术的时期和手术方法仍需进行探讨。凡有充血性心力衰竭的婴儿，都应早期内科治疗，待情况改善后再积极进行外科手术治疗。

主动脉缩窄的内科治疗怎样进行

新生儿出生后发生充血性心衰的复杂婴儿型(导管

前型)主动脉缩窄,可用前列腺素E延迟导管闭合,保证动脉导管开放以维持下半身血流灌注,如主动脉离断的处理相同,纠正下半身缺血引起的尿少和代谢性酸中毒;同时积极改善心脏功能,增加心肌收缩力,常用药物为多巴胺静脉滴注(每分钟7μg/kg),适量给予洋地黄类药物,与此同时辅以利尿剂(如呋塞米等)增加尿量,排出体内废物,减轻酸中毒和心脏前后负荷。多巴胺或多巴酚丁胺的用量须适当,预防由于大量使用而影响肾功能。前列腺素E除可增加下半身血流灌注外,还可降低肺动脉压,减少心内畸形的左向右分流量,限制肺内超负荷的大量血流灌注造成的肺动脉高压、肺水肿,用量应从每分钟0.1μg/kg开始酌情增减,其作用对动脉压影响不大。上述疗法适用于有症状的严重主动脉缩窄的新生儿,症状改善后,及时行心导管造影检查,做出明确诊断,以决定外科治疗的方法。充分的术前准备及内科治疗是手术成功的重要保证,否则死亡率甚高。必须指出前列腺素E维持新生儿动脉导管开放只在出生后数日内有效,以后效用逐渐降低,因此重症婴儿要及早行外科治疗。

主动脉缩窄的球囊扩张治疗怎样进行

该疗法是近年内科医师常用的一种方法,适用于轻症局限型主动脉狭窄。操作简便,经皮穿刺腹动脉,先放入心导管测狭窄段压差,再经导管放入金属导丝,取出导管,然后沿导丝送入气囊导管达缩窄段主动脉抽出导丝,作好定位，向气囊充气加压3～4大气压(1大气压=0.101 MPa)，扩张球囊压迫缩窄段主动脉20～40秒，反复进行2～3次。扩张后再经气囊导管置入金属导丝留在主动脉，顺沿导丝置入心导管，取除导丝，测扩张后狭窄段上下压力阶压，对比扩张前后压差下降了多少，以评估术后缓解患者症状，改善血流动力学的尺度。一般压差可降低50%，狭窄直径增加30%。扩张只能用于儿童和外科手术后再狭窄的早期，对于大龄儿童和成年已失去固有弹性的硬化血管壁意义不大。这种方法只是用于减状，难以根治，而且球囊扩张并发症也不少见。扩张后动脉壁出现动脉瘤者约占14%，一过性脑缺氧，高血压至少有20%，还有动脉壁破裂导致死亡的危险。复发也不少见，复发率为20%～40%。可见扩张治疗的病例有限，选择病例应持慎重态度。

主动脉缩窄的外科治疗怎样进行

1. 手术时机的选择

外科手术是先天性主动脉缩窄最有效的解除梗阻的方法。但手术时机的选择对预防和减少术后并发症颇为重要。婴儿主动脉缩窄伴有充血性心力衰竭、肾缺血、代谢性酸中毒者宜早期切除缩窄段主动脉，行对端吻合术，这是最经典的手术式，但随着婴儿生长发育，很容易出现再缩窄，虽然有一些改进措施，如用左锁骨下动脉血管片修补扩大缩窄部，使再缩窄的发生率降低，但也不能完全避免再缩窄。因此无症状的婴幼儿应尽可能延期进行外科治疗，一般认为可延迟到儿童3～6岁时再手术。年龄较大的儿童和成人一经确诊即应及时外科治疗，否则上肢长期高血压可引发心肌梗死、脑血管意外、动脉夹层破裂等并发症。对50岁以上的成人，虽然有的动脉壁已有粥样硬化，为避免上述并发症仍应进行外科治疗。

2. 麻醉选择及动脉压监测

单纯局限型主动脉缩窄，手术可在低温（32～35℃）气管插管麻醉下进行，能适当延长手术阻断时间，且不影响脊髓血供，可预防脊髓缺血导致的截瘫等并发症。复杂型导管前型主动脉缩窄合并心内畸形时一期在低温体外循环下矫治主动脉缩窄，一般在3～6个月后行二期手术矫治其他畸形，如婴儿进行性心衰可在1个月或2周内急诊手术矫治心内畸形（如巨大室间隔缺损）。估计阻断时间较长的主动脉缩窄手术可选用常温或低温左心转流。麻醉后除左或右侧桡动脉动脉压监测外，为了保持脊髓等下半身器官血供，要施行股动脉或足动脉压监测。

3. 手术方式

（1）狭窄段补片成形术：适用于局限型狭窄段，而且狭窄远、近端管径较粗，狭窄处为隔膜者。可纵行切开狭窄段主动脉，剪除狭窄隔后置入菱形补片（人工血管或同种动脉），扩大管腔，如图16。该法简单易行，不用游离主动脉壁，创伤小，出血少，且能保存后部血管壁，有利于儿童发育成长。有的病例可切除狭窄，横行缝合不如补片方法更简单，且合适病例不多。

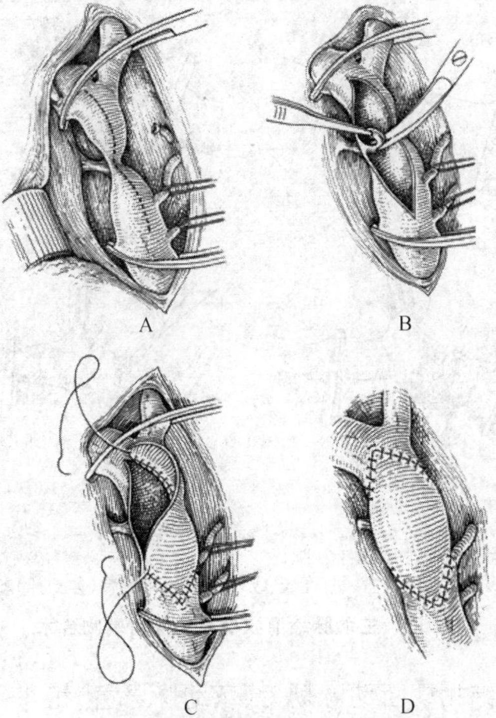

A：虚线为主动脉切口；B：经切口切除嵴；
C：缝补片加宽；D：缝合完毕开放阻断钳

图 16　主动脉补片成形术

(2) 狭窄段切除对端吻合术：适用于单纯局限型狭窄(成人型)，如图 17。

(3) 锁骨下动脉翻转成形术：该术式适用于 3 个月以内婴幼儿的导管前型狭窄，又称 Waldhausen 手术。成人及儿童患者有时左锁骨下动脉粗大，可取其壁的一部分作血管片，以扩大狭窄段管腔。解剖切开主动脉峡部胸膜，向上越左锁骨下动脉达椎动脉，切口向下延长到缩窄远端扩张的降主动脉。游离狭窄部主动脉

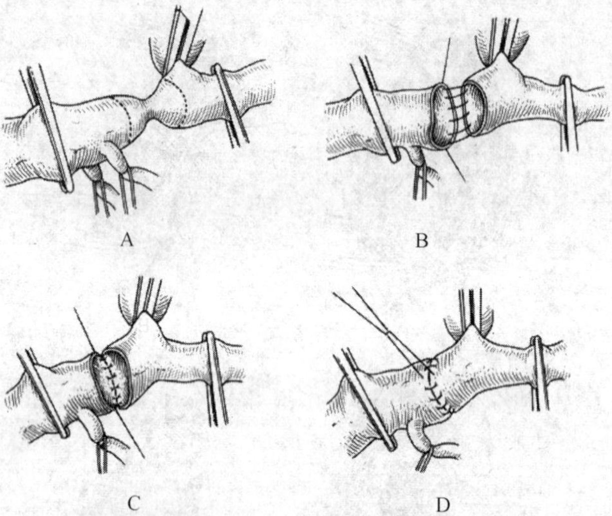

A：阻断狭窄近、远端主动脉；
B、C：后壁连续缝合；D：连续（成人型）或间断缝合（婴幼儿）前壁

图 17　主动脉缩窄狭窄段切除对端吻合术

时同时结扎切断动脉韧带（或动脉导管）和 1～2 对肋间血管。阻断分别置于左锁骨下动脉近心端，左锁骨下动脉，远心端降主动脉。左锁骨下动脉切断时亦结扎切断椎动脉，以防止术后出现左锁骨下动脉窃血综合征。从锁骨下动脉断端纵行切开，越过缩窄段，达降主动脉膨大处即可，不宜过长，将锁骨下动脉用 5－0 单丝聚丙烯线连续缝合，扩大缩窄部，如图 18。除婴幼儿外，对年长的儿童，如术前血管造影显示左锁骨下动脉异常屈曲扩张，亦可采取部分血管壁，保留左锁骨下动脉，用血管片扩大缩窄部，行锁骨下动脉及主动脉缩窄部成形术，也可取得满意疗效。必须保证锁骨下动脉翻转时修补扩大狭窄处时没有张力。婴幼儿多用间断

缝合或用可吸收缝线以利于血管壁生长，预防术后远期狭窄。

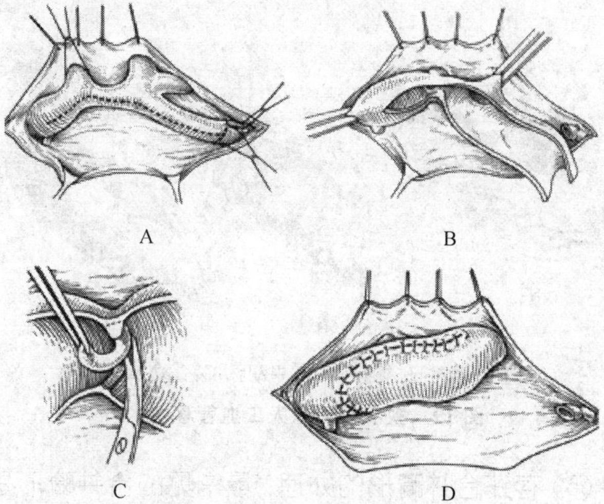

A：主动脉上虚线为切口；B：切断锁骨下动脉，切开主动脉；
C：剪除狭窄嵴；D：翻转锁骨下动脉成形

图 18　锁骨下动脉翻转成形术

（4）人工血管移植或转流术：适用于主动脉缩窄段过长、过细而无法修补者。切除狭窄段主动脉，近心端主动脉行对端吻合后，远心端主动脉依同法做吻合。由于人工血管无活性，因此，年龄稍大的儿童或成年人选择人工血管时口径要合适，一般 1.6 cm 较为适用，如果主动脉缩窄波及主动脉弓，影响部分头臂血管，可施行人工血管转流术。人工血管近心端端侧吻合于升主动脉，因远心端依同法吻合到降主动脉。人工血管不能生长，故用于婴幼儿时只起到减状作用，远期疗效较差。左锁骨下动脉切断后远端与降主动脉做对端吻合在少数病例是可行的方法，较人工血管端侧吻合到左锁骨下动脉，另端和降主动脉端侧吻合的旁路移植术优点多。转流手术用于长段狭窄，患者一般状态差者，具有不用解剖狭窄段主动脉、出血少、侧支循环少破坏等优点，如图19。

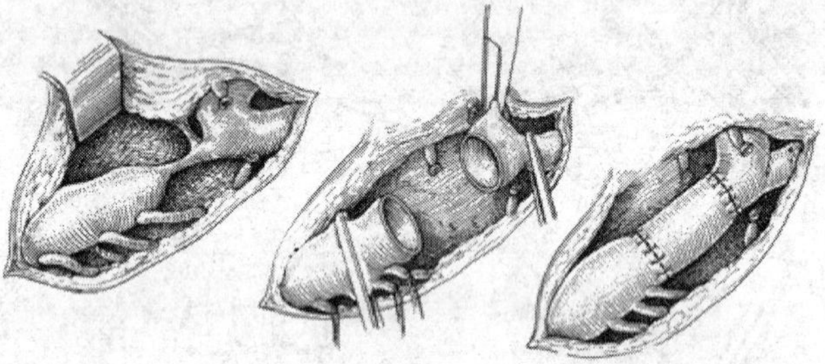

A　　　B　　　C

A：显露缩窄；B：切除缩窄的主动脉；C：置入人工血管

图19　狭窄段切除人工血管移植术

（5）存在合并畸形的处理：最常见的合并畸形是动脉导管未闭，应在矫治主动脉缩窄时一起结扎切断缝合。存在心内分流或其他复杂畸形时依患者病情和手术时间长短决定处理方法，婴幼儿合并较大室间隔缺损或复杂畸形时应需分期手术。有大量的左向右分流时可施行肺动脉环束术，1年后再次行二期手术。对条件较好的儿童和成人也可一期矫治合并的其他畸形。必须指出的是，婴幼儿主动脉缩窄矫治后室间隔缺损也有自行闭合的可能性。

主动脉缩窄患者数字减影血管造影检查后的生活及护理注意事项有哪些

（1）数字减影血管造影（DSA）检查后患者严格卧床

并预防感染，保持下肢伸直并制动，咳嗽及用力排便时嘱其压紧穿刺点，防止穿刺点出血。

（2）卧床 24 小时后可下床活动，嘱患者多饮水，以利于造影剂排出。

（3）术中失血过多嘱患者多食高热量、高蛋白、高维生素、刺激小、易消化的饮食，有利于恢复。

（4）术后观察伤口情况，保持局部皮肤清洁干燥，常规抗感染治疗 3 天，定时测体温。

肺动脉栓塞

什么是肺动脉栓塞

肺动脉栓塞是内源性或外源性栓子，经过静脉系统从右心进入肺动脉及其分支，堵塞肺动脉及其主要分支引起肺循环障碍的临床和病理综合征，严重影响肺部血液循环和气体交换，引起严重呼吸困难、胸痛、咯血、发绀、休克等现象。肺动脉梗死后发生肺出血或坏死者称为肺梗死。如果堵塞 2 个以上肺叶动脉者称为大块肺栓塞。肺栓塞血栓栓子 90%来自下肢深静脉。

肺动脉栓塞有什么危害

肺栓塞的症状和体征并没有特异性。临床表现由于栓子的大小、多少不同而差异显著。小范围的肺血管栓塞可能只有暂时的呼吸困难，而大范围的肺栓塞患者可以在数分钟至数小时内突然死亡。肺栓塞分急性和慢性两种。急性肺栓塞的死亡率可达 33%。存活患者中只有 27%能得到诊断和治疗，73%未被诊断出。在作出诊断并得到治疗的患者中死亡率只有 8%。慢性肺栓塞可产生肺动脉高压，肺动脉平均压超过50 mmHg 时 5 年生存率只有 10%。肺栓塞的诊断是困难的，有 20%～30%的肺栓塞患者由于未及时诊断和积极治疗而死亡。及时诊断和抗凝、溶栓治疗可以使病死率降至 80%。

引起肺动脉栓塞常见的原因是什么

引起肺动脉栓塞最常见的原因是来自下肢或盆腔静脉系统的栓子，也可以来自其他静脉或右心房、右心室栓子，来自羊水或者骨折后脂肪栓子较为少见。静脉血栓形成的原因可能与血液高凝状态、血管壁损伤、血流淤滞缓慢有关。肺动脉栓塞常见的诱发因素有：① 下肢静脉病；② 手术后创伤，如冠脉搭桥手术取下肢静脉；③ 长期卧床不活动；④ 慢性心肺疾病；⑤ 骨折、恶性肿瘤、肥胖病、血液病、妊娠及口服避孕药；⑥ 长时间乘坐飞机不活动下肢。

什么是深静脉血栓及其形成的原因

深静脉血栓是指血液在深静脉腔内不正常地凝结，阻塞静脉管腔，导致静脉回流障碍。形成深静脉血栓有三大原因：① 血流缓慢。久坐、长期卧床、术中术后肢体固定等情况下静脉血流缓慢，在瓣窦内形成湍流，激活内源性凝血途径并使血小板从血流中移向内膜促进血栓形成。② 血液高凝状态。血液高凝状态常见于妊娠、产后或术后、创伤、长期服用避孕药、肿瘤组织裂解产物等，此时血小板数量和凝血因子含量增高而抗凝血因子活性降低，导致血管内异常凝结。③ 静脉壁损伤。静脉壁损伤后内皮细胞的强大抗凝效力下降或丢失、内膜下胶原暴露激活血小板均导致血栓形成。经静脉注射刺激性液体（高渗葡萄糖、抗生素、化疗药物）均可对静脉内膜造成化学性损伤；静脉局部挫伤、穿刺、手术均可损伤静脉内膜；感染可导致周围的静脉发生炎症。

深静脉血栓如何诊断

深静脉血栓好发于下肢，可以发生于下肢的不同部位。一般情况下症状不明显，诊断较为困难，严重时下肢可出现麻木、抽搐感或疼痛，局部水肿或肿胀。下肢静脉造影、CT 或磁共振血管成像是较为可靠的确诊手段。

深静脉血栓对人体有什么影响

深静脉血栓形成后可能发生的并发症有：① 血栓的滋长、延伸，连累大的静脉主干，往往遗留严重的深静脉功能不全；② 血栓脱落，造成肺栓塞。

如何预防和治疗深静脉血栓

预防是最好的治疗，主要是避免久坐或长期卧床造成的静脉淤积。将床脚稍抬高以促进静脉回流、多作下肢的主动屈伸活动、多作深呼吸和咳嗽动作、早期下床活动是最主要的预防措施。发生深静脉血栓风险大的患者预防性使用肝素和抗血小板药物都可明显降低深静脉血栓的发生率。发生深静脉血栓后，病程不超过 3 天的患者可以进行溶栓治疗；抗血栓形成的药物如肝素、阿司匹林等只能预防血栓的滋长和复发；手术治疗主要是行静脉取栓术，多用于症状严重且病程不超过 2 天的患者，但存在很高的复发率。

肺动脉栓塞的临床表现是什么

肺动脉栓塞临床上可分为急性期和慢性期。急性肺动脉栓塞的临床表现为：呼吸困难、濒死感、低血压或休克、右心衰竭、肢端湿冷及发绀等，突出表现为突发气短、胸痛、咯血等，可以伴有发热。慢性反复发作性肺动脉栓塞表现为发病缓慢、隐匿，就诊时主要表现为重度肺动脉高压和右心功能衰竭。

体格检查可以发现呼吸心率增快，伴有不同程度发绀，血氧饱和度降低，肺内有啰音，有胸腔积液。在胸前区可以闻及收缩期杂音。

如何诊断肺动脉栓塞

肺动脉栓塞在西方国家是一种常见病，发病仅次于冠心病和高血压，居第三位，在我国，发病率也逐渐上升。随着检查手段和重视程度及认识程度的不断提高，这种病的诊断水平也不断提高。但目前该病的病死率较高，主要是误诊、漏诊所致。因此，提高对本病的诊断意识非常重要。

具有典型肺动脉栓塞征象者不多，心电图和X线胸片改变常是一过性的，常有一两个提示可能是该病。如突然原因不明的气短，特别是劳力性呼吸困难，胸痛及心悸等多伴有一侧下肢肿胀，应考虑肺动脉栓塞的可能，要进一步做血气分析，如果有低氧血症，超高速CT或磁共振检查发现肺动脉内有血栓，放射性核素肺通气/灌注扫描发现有肺段灌注缺损，肺动脉造影发现血栓，均可以诊断肺动脉栓塞。对于慢性肺动脉栓塞者，以上检查均不很明确，但是往往有心功能不全、右心衰竭等表现，根据情况，再做肺动脉造影检查确诊。在所有的检查中，肺动脉造影检查是最准确的。

肺栓塞需做哪些检查

(1) D-二聚体(D-Dimer)检查：D-二聚体是交联纤维蛋白(Fb)特异的降解产物，它的生成或增高反映了凝血和纤溶系统的激活。D-二聚体不高则可排除肺栓塞。

(2) 放射性核素肺通气/灌注扫描：通常有以下3种类型：① 通气和灌注均正常，可除外肺栓塞；② 通气正常或增加，伴肺段或肺叶的灌注显像缺损，如临床症状典型，可确诊肺栓塞；③ 肺的通气及灌注显像均有缺损，此时不能诊断肺栓塞，必须结合临床，必要时作肺动脉造影。

(3) 肺动脉造影：是肺栓塞诊断的"金标准"，是一项有创伤的检查，但检查的死亡概率接近1%。对老年人，特别是重症患者有一定的危险性，一般不提倡该项检查。

(4) CT肺动脉造影：无需导管，速度快。但放射量相当大。

(5) 心电图检查：主要用途为排除其他诊断。轻者无异常，大多数患者主要表现为窦性心动过速、肺性P波、重者出现肺心病SⅠQⅢTⅢ。部分患者可出现不完全性右束支传导阻滞。

(6) 胸部X线摄片：常规胸片常不能确定肺栓塞(PE)的诊断，约10%肺栓塞的患者有阳性表现，但缺乏特异性。

(7) 螺旋CT：是诊断肺栓塞有效而无创的检查方法，方便准确。

(8) 磁共振：也是诊断肺栓塞的比较有用的无创性技术，较大栓塞时可见明显的肺动脉充盈缺损，但费用昂贵。

D-二聚体（DD）监测在肺栓塞诊断中有何价值

(1) D-二聚体交联的纤维蛋白降解产物是良好标记物，以血浆 D-二聚体>500 μg/L 作为诊断的阳性值，其判断肺栓塞的敏感性为 95%～98%，特异性 40%～43%；D-二聚体阳性作为肺栓塞的排除诊断有较大价值。老年人中 D-二聚体可以是生理性增高，大于500 μg/L，故超过 70 岁者，其诊断的特异性仅为 14.3%；

(2) 检测结果与检测方法有关，ELISA：500 μg/L；

(3) 溶栓治疗过程中，DD 升高——疗效判断指标；

(4) 陈旧血栓，DD 不升高——新旧血栓判断；

(5) 观点：阴性结果对除外急性肺栓塞有价值，如临床高度怀疑，尽管 D-二聚体正常，还应进行其他检查，对临床低度怀疑者，如血浆 D-二聚体正常，则增加否定血栓栓塞的可能性。

肺栓塞患者动脉血气分析表现怎样

主要表现为 PaO_2<80 mmHg，$PaCO_2$>20 mmHg，低碳酸血症<36 mmHg。实际上，在衰老的生理变化过程中，PaO_2 缓慢地进行地减少，而 $PaCO_2$ 则随年龄

增加。

肺栓塞高危人群有哪些

(1) 40岁以上,肥胖或者有血脂异常患者;

(2) 长时间操作电脑者或者需要长时间坐火车、飞机、汽车者(时间超过6小时);

(3) 长期卧床或需要制动人群;

(4) 急性胸部或者腹部大型手术后及髋、膝关节置换术后;

(5) 有髋部骨折、严重创伤或急性脊柱损伤患者;

(6) 孕产妇、肿瘤、急性心肌梗死及心功能不全患者;

(7) 口服避孕药妇女;

(8) 患有肾病综合征的儿童;

(9) 静脉注射吸毒患者。

肺动脉栓塞需与哪些疾病鉴别诊断

肺栓塞易与肺炎、胸膜炎、气胸、慢性阻塞性肺疾病(慢阻肺)、肺肿瘤、冠心病、急性心肌梗死、充血性心力衰竭、胆囊炎、胰腺炎等多种疾病相混淆,需仔细鉴别。

肺栓塞的并发症有哪些

肺栓塞易造成急性肺动脉高压和右心衰竭,继而肺缺血、缺氧和左心输出量下降，循环衰竭。还可合并咯血、肺梗死、大块肺栓塞导致心肌缺血和心源性休克。

如何防治肺栓塞

肺栓塞是一种严重危害生命的疾病，且诊断困难，须贯彻预防为主的方针。预防措施主要是术后全身活动和下肢抬高。治疗措施有抗凝治疗、溶栓治疗和手术治疗。抗凝治疗是基本疗法，通常使用肝素，需要持续 8～10 天。发生急性肺栓塞时溶栓治疗通常可取得较好的效果，但应警惕出血性并发症。手术治疗就是血栓摘除术，通常用于严重的急性患者和慢性患者，常需要在体外循环下进行。除吸氧、止痛、纠正休克和心力衰竭以及舒张支气管等内科对症治疗措施外，特异性方法包括抗凝、溶栓和手术治疗。

1. 内科治疗

(1) 一般治疗：本病发病急需作急救处理应保持患者绝对卧床休息、吸氧；

(2) 抗凝疗法：肝素和维生素 K 拮抗剂；

(3) 纤维蛋白溶解剂：即溶栓治疗纤维蛋白溶解剂可促进静脉血栓及肺栓子的溶解，恢复阻塞的血循环是一种安全的治疗方法。

2. 外科治疗

(1) 肺栓子切除术；

(2) 腔静脉阻断术：主要预防栓塞的复发以至危及肺血管，除吸氧止痛纠正休克和心力衰竭及舒张支气管等对症治疗措施外，特异性方法包括抗凝溶栓和手术治疗其处理程序，腔静脉阻断术适用于抗凝治疗有致命性出血危险及反复栓塞者，可结扎或置以特制的夹子或滤过器等方法。肺血栓切除死亡率很高，仅限于溶栓或血管加压素积极治疗休克仍持续的患者。

急性肺动脉栓塞如何治疗

对于急性肺动脉栓塞的治疗原则是对症处理，争取溶解肺栓塞，并防止再栓塞。尽量使患者渡过危险期，治疗措施包括：

1. 急救措施

肺栓塞发病后头 2 天最危险，患者应收入 ICU 病房，连续监测血压、心率、呼吸、心电图、中心静脉压和血气等。

(1) 一般处理：使患者安静、保暖、吸氧；镇静、止痛，必要时可给予吗啡、哌替啶、可待因；为预防肺内感染和治疗静脉炎应用抗生素。

(2) 缓解迷走神经张力过高引起的肺血管痉挛和冠状动脉痉挛，静脉注射阿托品 0.5～1.0 mg，如不缓解可每 1～4 小时重复 1 次，也可给罂粟碱 30 mg 皮下、肌内或静脉注射，每小时 1 次，该药也有镇静和减少血小板聚集的作用。

(3) 抗休克：合并休克者给予多巴胺每分钟 5～10 μg/kg、多巴酚丁胺每分钟 3.5～10 μg/kg 或去甲肾上腺素每分钟 0.2～2.0 μg/kg，迅速纠正引起低血压的心律失常，如心房扑动、心房颤动等。维持平均动脉血压>80 mmHg，心脏指数>每分钟 2.5 L/m^2 及尿量>50 ml/h。同时积极进行溶栓、抗凝治疗，争取病情迅速缓解。需指出，急性肺栓塞80%死亡者死于发病后2小时以内，因此，治疗抢救须抓紧进行。

(4) 改善呼吸：如并发支气管痉挛可应用氨茶碱、二羟丙茶碱（喘定）等支气管扩张剂和黏液溶解剂。也可用酚妥拉明10～20 mg溶于5%～10%葡萄糖溶液100～200 ml内静脉滴注，既可解除支气管痉挛，又可扩张肺血管。呼吸衰竭严重低氧血症患者可短时应用机械通气治疗。

2. 溶栓治疗

溶栓疗法是药物直接或间接将血浆蛋白纤溶酶原转变为纤溶酶，迅速裂解纤维蛋白，溶解血块；同时通过清除和灭活凝血因子Ⅱ、Ⅴ和Ⅷ，干扰血液凝血作用，增强纤维蛋白和纤维蛋白原的降解，抑制纤维蛋白原向纤维蛋白转变及干扰纤维蛋白的聚合，发挥抗凝效应。常用的溶栓药有：

(1) 链激酶(streptokinase，SK)：是从丙组β-溶血性链球菌分离纯化的细菌蛋白，与纤溶酶结合形成激活型复合物，使其他纤溶酶原转变成纤溶酶。链激酶具有抗原性，至少6个月内不能再应用，因为循环抗体可灭活药物和引起严重的变态（过敏）反应。

(2) 尿激酶(urokinase，UK)：是从人尿或培养的人胚肾细胞分离所得，无抗原性，直接将纤溶酶原转变成纤溶酶发挥溶栓作用。

(3) 阿替普酶(重组组织型纤溶酶原激活剂,rt-PA):是新型溶栓剂,用各种细胞系重组DNA技术生产,阿替普酶(rt-PA)亦无抗原性,直接将纤溶酶原转变成纤溶酶,对纤维蛋白比SK或UK更具有特异性(较少激活全身纤溶酶原)。

此外,内科疗效不好,血流动力学不稳定患者,应施行手术解除肺动脉栓塞。

急性肺栓塞溶栓治疗的适应证有哪些

急性肺栓塞溶栓治疗的适应证:① 大块肺栓塞(超过两个肺叶血管);② 不管肺栓塞的解剖学血管大小伴有血流动力学改变者;③ 并发休克和体动脉低灌注[即低血压、乳酸酸中毒和(或)心排血量下降]者;④ 原有心肺疾病的次大块肺栓塞引起循环衰竭者;⑤ 有症状的肺栓塞。

肺栓塞溶栓治疗的禁忌证有哪些

绝对禁忌证:① 近期活动性胃肠道大出血;② 2个月内的脑血管意外、颅内或脊柱创伤或外科手术;③ 活动性颅内病变(动脉瘤、血管畸形、肿瘤)。

相对禁忌证:① 未控制的高血压(收缩压≥180 mmHg,舒张压≥110 mmHg);② 出血性糖尿病,包括合并严重肾病和肝病者;③ 近期(10天内)外科大手术、不能被挤压止血血管的穿刺、器官活检或分娩；④ 近期大小创伤、包括心肺复苏；⑤ 感染性心内膜炎；⑥ 妊娠；⑦ 出血性视网膜病；⑧ 心包炎；⑨ 动脉瘤；⑩ 左房血栓；⑪ 潜在的出血性疾病。

肺栓塞溶栓治疗的并发症及其对策有哪些

溶栓疗法最重要的并发症是出血，各家统计不一，平均为 5%～7%，致死性出血约为 1%。3 种溶栓药大出血的发生率相似，阿替普酶(rt－PA)、UK 和 SK 分别为 13.7%、10.2% 和 8.8%。最严重的是颅内出血为 1.2%，约半数死亡，舒张压升高是颅内出血另一个危险因素。腹膜后出血症状不多，比较隐匿，多表现为原因不明的休克，应注意观察。另外，较重要的出血是肺动脉造影股静脉穿刺部位，多形成血肿。一般小量出血者可不予处理，严重出血时即刻停药，输冷沉淀和(或)新鲜冷冻血浆及对氨基苄胺或氨基己酸等。颅内出血请神经外科医师紧急会诊。溶栓药其他不良反应还可能有发热、变态(过敏)反应、低血压、恶心、呕吐、肌痛、头痛等。变态反应多见于用链激酶患者。

肺栓塞的抗凝治疗怎样进行

肺栓塞抗凝治疗是有效的、重要的。根据 1 组 516 例肺栓塞患者的统计，抗凝治疗组的生存率为 92%，复发率为16%，而非抗凝治疗组分别为42%和55%，差别非常显著。抗凝治疗1～4周，肺动脉血块完全溶解者为25%，4个月后为50%。常用的抗凝药物有肝素和华法林。

(1)肝素：标准的普通肝素是一种高硫酸酯黏多糖，由猪肠黏膜或牛肝部分纯化所得，其分子量从3 000～30 000，平均15 000。低分子量肝素(LMWHs)是普通肝素的断片，比普通肝素与血浆蛋白和内皮细胞结合的较少。因此，低分子量肝素有较大的生物利用度，较好的可预测的剂量反应和较长的半衰期。肝素主要通过与抗凝血酶Ⅲ(ATⅢ)起作用，后者是一种酶，抑制凝血酶(因子Ⅱa)，Xa，Ⅸa，Ⅺa和Ⅻa，继而促使ATⅢ构形变化，提高其活性约100倍到1 000倍。预防附加血栓的形成，使内源纤维蛋白溶解机制溶解已形成的血块，但肝素不能直接溶解已存在的血栓。有报道35例肺栓塞患者随机比较了肝素和安慰剂的效果，结果16例肝素治疗的患者中无一例复发，而19例应用安慰剂的患者中10例复发肺栓塞，其中5例死亡，表明肺栓塞肝素治疗是有效的。不过肝素的作用是有限的，因为结合凝血酶的血块可不受肝素-抗凝血酶Ⅲ的抑制，因此由于普通肝素与血浆蛋白结合可能出现肝素抵抗。肝素是治疗急性肺栓塞的基础，治疗前应考虑出血的危险因素，如既往应用抗凝剂的出血史、血小板减少症、维生素K缺乏、年迈、基础疾病及合并用药等。最常忽视的检查是大便潜血阳性的直肠检查。文献报道，Raschke给药方案可达快速、有效和安全肝素化，应用肝素开始几天为达到充分的抗凝作用,肝素滴注常需达 1 500～2 000 U/h。根据体重计算肝素用量,某院常用的肝素给药方法是静脉滴注,负荷量为 2 000～3 000 U/h,继之 700～1 000 U/h 或 15～20 U/(kg·h)维持。有报道肺栓塞患者肝素半寿期缩短,约为正常人的 50%,治疗剂量宜适当增加。

用普通肝素治疗需要监测,激活的部分凝血活酶时间(APTT)至少要大于对照值的 1.5 倍(通常是 1.5～2.0 倍),在有效抗凝范围内给予最小肝素治疗剂量。血浆肝素水平在 0.2～0.5 U/ml 之间。

(2) 华法林:是维生素 K 的对抗剂,阻止凝血因子Ⅱ、Ⅶ、Ⅸ和Ⅹ的 γ 羧酸酯的激活。华法林抗凝的第 5 天,即使凝血酶原时间很快延长,其作用仍可能是不充分的。凝血酶原时间延长最初可能反映凝血因子Ⅶ的耗竭,其半寿期约 6 小时,而凝血因子Ⅱ的半寿期为 5 天。在活动性血栓形成过程开始应用华法林治疗时,C 蛋白和 S 蛋白下降,使凝血酶原产生潜在功能,经过肝素与华法林重叠治疗 5 天,非对抗性华法林的前凝血作用可被抵消。一组随机研究发现单用口服抗凝药组比口服药加肝素治疗组深静脉血栓形成的复发率高 3 倍,表明在活动性血栓形成状态华法林应与肝素重叠应用。根据凝血酶原时间调整华法林剂量,应根据国际标准化比率(INR),而不是凝血酶原时间比率或以秒表示的凝血酶原时间调整。用 INR 监测比用凝血酶原时间比率监测发生出血并发症者少。肝素通常应用 5～7 天,APTT 证明已达到有效治疗范围的第 1 天始用华法林,首次剂量一般为 3.0 mg,以后根据 INR 调整剂量,长期服用者 INR 宜维持在 2.0～3.0 之间。周身疾病患者常伴维生素 K 缺乏，易致抗凝过量。口服抗凝药至少持续 6 个月。停用抗凝剂应逐渐减量，以避免发生反跳，增加血凝。

应用抗凝疗法的禁忌情况有活动性胃肠道出血、创伤、术后、感染性心内膜炎、未控制的重症高血压、脑血管病、潜在出血性疾病等。华法林最主要的毒副作用是出血，发生率为 6%，大出血为 2%，致死性出血为 0.8%。出血随 INR 增加而增多，出血的危险因素有肝、肾疾病，酒精中毒，药物相互作用，创伤，恶性肿瘤和既往胃肠道出血等。年龄也是一个重要因素。威胁生命的大出血需紧急用冷沉淀或新鲜冷冻血浆治疗，使 INR 正常，即刻止血。不太严重的出血可应用维生素 K 10 mg 皮下或肌内注射，在 6～12 小时内逆转华法林的作用。然而，此项治疗将使患者长达 12 周对华法林相对耐药，给再应用华法林治疗带来困难。伴 INR 延长的轻度出血只需中断华法林治疗，不需输冷冻血浆，直至 INR 恢复适宜的治疗范围。如果 INR 在治疗范围内发生出血时，应疑有和排除隐匿性恶性肿瘤疾病的可能。

肺动脉栓塞的手术治疗方法有哪些

肺动脉血栓手术治疗方法包括：

（1）肺动脉血栓摘除术：用于伴有休克的巨大肺栓塞，收缩压低到 100 mmHg，中心静脉压增高，肾功能衰竭，内科治疗失败或不宜内科治疗者。在体外循环下手术，手术死亡率较高。

（2）导管破碎肺栓塞：一般用特制的猪尾旋转导管破碎伴休克的大块急性肺栓塞，也可同时合用局部溶栓。破碎后休克指数下降，48 小时肺动脉平均压明显下降，有效率为 60%，死亡率为 20%。多用于溶栓和抗凝治疗禁忌的患者。

（3）安装下腔静脉滤器：下腔静脉滤器主要用于已证实栓子来源于下肢或盆腔者，用以防止肺栓塞的复发。其最主要的适应证有：

- 证实有肺栓塞并抗凝治疗禁忌：活动性出血；担心大出血者；抗凝引起的并发症；计划加强癌症化疗者。
- 尽管已充分治疗而抗凝失败者（如肺栓塞复发）。
- 高危患者的预防：广泛、进行性静脉血栓形成；行导管介入治疗或外科血栓切除术者；严重肺动脉高压或肺心病者。最近，有可以取出的滤器用于预防溶栓过程栓子脱落导致的肺栓塞再发，效果较好，并发症也较少。

肺动脉栓塞的预后情况怎样

我国尚无完整的肺栓塞自然病程资料。自然病程主要取决于是否发现栓塞并进行治疗、原有心肺疾病、栓塞的范围、血流动力学改变的程度、年龄及血管内皮血栓自溶活性等。在美国，肺栓塞每年发病为 63 万～70 万例。其中 11%死于发病 1 小时以内，89%活到至少 1 小时以上，应当有机会得到诊断和治疗，但多数患者（71%）未被诊断，得到诊治的仅 29%，治疗的患者中 92%可存活，8%死亡。急性肺栓塞患者如不在短时间内死亡，栓子多可不同程度地自行溶解。消溶至少有两个机制：① 数小时内栓子移向远端肺动脉；② 数天或数周内发生溶解，最短者 14 天血栓完全消失。因此，血流动力学稳定的急性肺栓塞患者预后多良好，病死率不高。

复发性肺栓塞约占 8.3%，见于治疗开始前或急性期过程，与复发有关的因素有：① 因出血不得不中止肝素治疗；② 应用口服抗凝剂前未肝素化；③ 较大块肺栓塞(肺灌注缺损超过 35%)；④ 合并心脏病；⑤ 明显的深静脉血栓形成。治疗后肺栓塞总的转归是，再溶解 80%，肺梗死 10%，肺动脉高压 5%，死亡 5%。

肺栓塞患者的相关护理知识有哪些

(1) 心理护理：肺栓塞发病急，且持续胸闷、胸痛、低氧血症，加之对本病缺乏了解而易产生恐惧、焦虑情绪，对预后感到失望，给患者带来濒死感。护理人员应细致耐心地讲解该病有关知识及治疗方法，使患者情绪稳定，减少神经体液反应对肺动脉和肺血管的不良刺激，减少耗氧量，使其以良好的心态配合治疗。

(2) 严密观察症状、体征：肺栓塞临床表现多样化、无特异性，其呼吸困难、胸痛、咯血的典型三联征所占比例不到 1/3，因此，接诊护理人员除询问患者现病史外，还应了解其基础疾病。目前已知的肺栓塞危险因素包括静脉炎、静脉血栓、血液黏滞度增加、高凝状态、恶性肿瘤、术后长期静卧、长期使用糖皮质激素、静脉注射吸毒者等。

(3) 生命体征的监测：专人持续多参数监护仪监护，每 15～30 分钟记录 1 次，严密观察患者血压、心率、心律、呼吸和血氧饱和度的变化，发现异常及时报告医师，平稳后测脉搏(P)、呼吸(R)、血压(BP)，每小时 1 次。

(4) 溶栓前准备：详细询问患者病史，检查出、凝血常规及肝、肾功能。采用浅静脉留置管连接三通管，以防止反复抽血增加患者痛苦和加重局部出血的并发症，每次从三通管处取血，取血后用肝素盐水封管。准备好吸引器、除颤器、气管插管等溶栓及抢救药品和物品。

(5) 溶栓、抗凝护理：肺栓塞一旦确诊，最有效的方法是采用溶栓、抗凝法使栓塞血管再通，维持有效的肺循环血量，迅速降低右心前阻力。溶栓开始前绝对卧床休息 12～14 天并加强生活护理。溶栓前测凝血酶，溶栓期间严格执行溶栓药物剂量、滴速，选择粗直血管，避开关节，防止药物外渗。溶栓治疗后每 4 小时测凝血酶 1 次，并动态观察凝血功能。出血特别是胃肠道、颅内出血是溶栓治疗的最主要并发症，注意观察患者有无腹痛、头痛症状。观察注射部位、皮肤、黏膜有无出血点。嘱患者勿用力咳嗽以防咯血，勿挖鼻，选用软质牙刷，不使用锋利的剃须刀等。

(6) 出院健康指导：嘱患者禁烟，多进食含粗纤维丰富的食物以保持大便通畅，减少脂类、糖类食品的摄入以控制肥胖；按时服药，向患者及其家属说明服药后可能出现的出血或再栓塞情况，指导患者自我监测，出现不适及时就医。

上腔静脉综合征

什么是上腔静脉综合征

上腔静脉综合征(SVCS),是指上腔静脉因外部压迫或本身的疾病造成头颈部和上半身静脉回流受阻引起的一系列症状和体征。

什么原因会导致上腔静脉综合征

肺癌(尤其是小细胞肺癌)是引起上腔静脉综合征最常见的原因,淋巴瘤是第二位的原因。其他恶性肿瘤出现上纵隔淋巴结转移时也可导致该病。恶性疾病引起的上腔静脉综合征预后很差,只有不到 20%的患者能存活 2 年以上。良性病变只占病因的 5%,胸骨后甲状腺肿、纤维性纵隔炎较为常见,近年来与静脉穿刺置管、心脏手术插管有关的病例逐渐增多。

上腔静脉综合征有哪些症状

最常见的症状是面、颈、上肢、上胸部肿胀,静脉曲张。眼最先受累,出现流泪、眼睑水肿、眼球突出。严重时出现头痛、耳鸣,向前低头时头部有胀裂感,面部发红或发绀,静脉高压还可引起静脉血栓形成,进一步加重症状。常见症状为气短，气急，面部肿胀，咳嗽，头痛，卧位时尤甚；声哑，鼻塞，嗜睡，健忘，吞咽困难，胸痛，咯血，晕厥等，如果出现背痛，应考虑可能并发脊索的压迫。从体征检查上可能见到颈静脉曲张，胸壁或腹壁静脉曲张，面部水肿，发绀，面部充血，上肢水肿，声带麻痹，胸腔积液（右侧为主），锁骨上窝淋巴结肿大，舌及喉头水肿，视神经乳头水肿等。具体来说，奇静脉入口上方受压仅表现为头颈部水肿。奇静脉入口下方或奇静脉本身受压，则上臂、胸壁和腹壁静脉扩张，可能下腹壁及腹股沟的静脉亦受累，血流方向相反，即由上向下引流。奇静脉入口以下梗阻，则头颈和胸壁静脉回流必须经下腔静脉回心脏，表现出一系列症状。从生理角度来讲，上腔静脉是头、颈、上肢、上胸血液回流的主要静脉分支，血管阻塞可导致这些区域静脉压升高，引起面部、上肢水肿，胸膜和心包渗出，气管水肿及心脏搏出量减少和大脑的水肿，伴有意识改变、视力下降、头痛等。上腔静脉阻塞的诊断并不难，特异性的体征不易出现，也不能等待其出现。

哪些疾病易引发上腔静脉受压综合征

（1）上腔静脉外因素：胸腔手术后纵隔局部血肿或升主动脉瘤等压迫上腔静脉。

（2）心包填塞：大量心包积液或胸腔手术后，心包出血心肌梗死后，假性室壁瘤压迫右心房，引起上腔静脉回流不畅。

(3) 纵隔炎症：慢性纵隔炎或慢性纵隔淋巴结炎，纵隔脓肿，特发性纵隔纤维化等。

(4) 胸腔肿瘤：支气管肺癌最常见，其他有上纵隔的肿瘤，胸腺癌，胸内甲状腺肿，畸胎瘤，食管癌，恶性淋巴瘤，纵隔原发性恶性肿瘤，有胚芽细胞瘤转移性，纵隔恶性肿瘤如转移性肺癌，纵隔淋巴结转移性肿瘤。

本综合征病因很多，但以支气管肺癌最常见，其次为慢性纤维性纵隔炎。

上腔静脉综合征的X线表现怎样

多数患者胸片上可见上纵隔(75%～80%为右侧)肿块，有肺和肺门淋巴结病变的占50%以上。CT片可显示肿块和气管、支气管受压。20%～25%的患者可有不同程度的胸腔积液。

出现上腔静脉综合征后应做哪些检查

出现上腔静脉综合征后应行胸部增强CT检查以明确阻塞部位和阻塞原因，需要注意的是寻找原发病非常重要，淋巴结活检往往能提供原发灶的线索。临床上，CT对比增强扫描是最常用的诊断方法。如果有肿块存在，CT扫描多可以显示。CT和MRI对上腔静脉综合征(SVCS)的诊断意义在于：① 可清楚地显示胸内结构；② 显示上腔静脉受阻的具体部位；③ 有助于了解侧支循环的情况；④ 指导经皮穿刺活检；⑤ 帮助放射治疗医师准确定位及监测治疗结果。也有人提出 CT 扫描补充双臂对比静脉造影摄片是上腔静脉阻塞最有效的诊断方法，但静脉造影的价值尚有争论。至于有较多的症状而怀疑到小细胞肺癌时，可以做痰和胸腔积液的细胞学检查、淋巴结活检、纤维支气管镜检查及骨髓穿刺活检，70%的患者可以被确诊，而且这些检查对患者的危害性较低。

上腔静脉综合征治疗原则是什么

上腔静脉综合征(SVCS)为肿瘤学急症，就诊后应及时治疗，有的可不等病理细胞学结果即开始治疗。治疗的第一步是首先缓解症状，第二步才是根治肿瘤。主要原因是患者可有颅内压增高及一系列神经系统症状，加重时可威胁患者的生命。有些检查往往会增加静脉压甚至导致出血，故应谨慎或放在症状缓解后再做。部分恶性肿瘤引起的上腔静脉阻塞，因为过早地应用了较为有效的治疗措施，如放射治疗，延误了诊断。因为放疗后活检的阳性率很低。由于上腔静脉阻塞的预后差，所以也有许多学者提出在上腔静脉阻塞开始治疗前，应尽早做出病因诊断，提高对原发疾病的重视程度。

一般情况下，恶性疾病引起的上腔静脉综合征应当行放射治疗及化疗，能有效减轻病情。外科治疗的主要目的是，使上半身血液回流到右心房，消除上腔静脉梗阻引起的症状。而胸内手术除上腔静脉先天性膜状狭窄切除术、上腔静脉周围纤维压迫松解术有较满意的效果外，其他手术(如静脉置换术、胸内静脉旁路术)的效果均不甚理想。外科手术通常用于前纵隔恶性肿瘤和右侧非小细胞肺癌侵犯上腔静脉，肿瘤和上腔静脉均能完全切除者可行上腔静脉切除＋人造血管重建术；良性上腔静脉梗阻，内科治疗效果不佳以及恶性上腔静脉梗阻，症状严重，保守治疗不能缓解者可行人造血管静脉-右心房旁路术。

上腔静脉综合征应当如何治疗

1．一般处理

(1) 上腔静脉阻塞一旦出现即可应用，同时抓紧时间做必要的检查，以明确诊断。

(2) 患者应卧床，取头高脚低位及给氧，这样可增加静脉回流血量，减轻心脏输出，降低静脉压，减轻颜面及上部躯体水肿，吸氧可缓解暂时性呼吸困难。

(3) 限制钠盐摄入和液体摄入，以减少循环血量，能使水肿减轻。利尿剂的使用可以减轻阻塞所致的上部躯体水肿，缓解症状，如脑水肿。常用呋塞米(速尿)20～60 mg，静滴；20%甘露醇 250 ml，快速静滴，每日 1 次或 3 次；氢氯噻嗪(双氢克尿塞)和螺内酯(安体舒通)可配合应用。但一般不鼓励采取脱水以避免引起血栓形成。

(4) 镇静和止痛剂有助于减轻因呼吸困难和疼痛所引起的焦虑和不适。

(5) 应用激素能抑制正常组织内的炎性反应从而减轻压迫,可控制喉、脑水肿,预防和治疗颅内压升高所导致的生命威胁。地塞米松 5～20 mg,口服,每日 3 次;或 5～10 mg,静滴,每日 1 次或每日 2 次。泼尼松 10～20 mg,每日 3 次,口服。

(6) 由于患者常处于高凝状态,必要时可给一定的抗凝、抗栓治疗,但多数患者并不需要。患者应通过下肢静脉输液,以避免加重症状及导致静脉炎。

2. 放射治疗

放射治疗有良好的疗效,除小细胞肺癌和恶性淋巴瘤外,对大多数恶性病因所致的上腔静脉综合征,放射治疗仍是首选的治疗方法。放射线可以在 72 小时内使肿瘤坏死。具体方法是:通常采用高能射线,照射野一般应包括原发灶、纵隔区、肺门和邻近的肺部病变;开始放射一般用高剂量,300～400 cGy/d,最好并用激素及(或)化疗,以迅速缓解症状,2～4 天后再减至常规量,200 cGy/d,每周 5 次。照射总量应视肿瘤的病理类型而定。小细胞肺癌和恶性淋巴瘤以 3 000～3 500 cGy/3～4周为宜,肺鳞癌往往需给 5 000～6 000 cGy/5～6 周方可达到较好的局部控制。同时适当用脱水剂。几乎 90%的患者放疗 3 周内自觉症状可缓解。缺点在于放射治疗的瘤灶不是体内唯一的瘤灶,或者照射不彻底,所以容易复发。应该注意,放疗后可引起上腔静脉水肿,可并发上腔静脉穿孔和后纵隔纤维化,但这在临床中较少见。

3. 化学药物治疗

上腔静脉综合征继发于小细胞肺癌、恶性淋巴瘤及生殖细胞瘤时，具有显著的化疗效果，有时可先做化学治疗。其优点是避免放射治疗开始时引起的暂时性水肿导致病情一过性加重。对于病变较广泛，需要照射的范围过大的患者也可先做化疗。若用化疗，一般必须有明确的组织学诊断，才能制订出较为有效的化疗方案。在给药途径上，因上腔静脉受压，血液回流受阻，速度减慢，药物通过同样减慢，所以应避免上肢给药，即避免从上腔静脉特别是右上肢静脉注入。还因为在上腔静脉阻塞后，确实存在着血栓形成和静脉炎等情况。

化疗应选用作用快的周期非特异性药物，临床上多以冲击化疗方式给药，选药 1～2 种，剂量较平常为大，高出 1/3～1/2。最好同时给予激素以减轻反应。

(1) 氟尿嘧啶(5－FU)：15～20 mg/kg，静脉滴注，连用 1～3 天。5－FU 为广谱抗代谢类抗癌药，对癌细胞增殖各期都有作用，可用于治疗大多数癌瘤，不良反应轻，大量应用可见消化道反应如食欲不振、恶心、呕吐、骨髓抑制和静脉炎等。

(2) 环磷酰胺(CTX)：15～20 mg/kg，静脉滴注，每周 1 次。CTX 为烷化剂类抗癌药，抗瘤谱亦较广，对恶性淋巴瘤(浅表、纵隔等部位)、小细胞肺癌有较明显疗效。主要不良反应为以白细胞减少为主的骨髓抑制反应、泌尿道症状(尿路刺激征、尿血、排尿困难等)及肝功能损害。应用时宜多饮水，多输液，增加尿量。

(3) 顺铂(DDP)：每天 50 mg，静脉滴注，连用 3 天；或 80 mg，连用 2 天；或 100 mg 给 1 次。DDP 为杂类广谱抗癌药，对小细胞肺癌和其他恶性肿瘤都可应用。主要毒性和不良反应为食欲减退、恶心、呕吐及肾毒性。因为 DDP 为强蓄积性药物，肾功能不佳者禁用。应用时应水化，嘱患者多饮水，静脉大量补液同时给予利尿剂，使液体量每天在 2 000 ml 以上，每小时尿量不少于 100 ml。

(4) 卡铂(CBP)：100 mg/d，连用 5 日，静脉滴注；或 500 mg，一次给药。对小细胞肺癌、恶性淋巴瘤及其他恶性肿瘤引起的上腔静脉综合征都可应用。CBP 作用与 DDP 相同，但不良反应轻，主要为消化道反应和骨髓抑制。

多柔比星(阿霉素，ADM)或表柔比星(表阿霉素，E-ADM)：每次 30～60 mg/m^2，静脉给药，3 周 1 次。两者均为广谱抗癌抗生素，对多种肿瘤造成的上腔静脉综合征都有效。主要不良反应为心脏毒性和消化道反应、口腔炎、口腔溃疡等。尤要注意的是心脏毒性。临床中要注意心功能的监护，观察心脏症状和心电图的变化。

(5) 依托泊苷(足叶乙苷，VP－16)：100 ml/d，静脉滴注，连用 5 日。VP－16 为植物类抗肿瘤药，对因为小细胞肺癌等多种恶性肿瘤所致的上腔静脉阻塞都有效。主要不良反应为消化道反应、骨髓抑制及脱发。

(6) 联合用药可选择 5－FU＋DDP、5－FU＋VP－16、VP－16＋ADM、DDP＋VP－16、VP－16＋CTX。联合用药时，每种药剂量宜适当减小。确诊为小细胞肺癌、恶性淋巴瘤时，可选用针对性强的方案。

4. 外科治疗

外科手术治疗对于良性病因所致的上腔静脉阻塞有效，对化疗、放疗不敏感的恶性肿瘤也可用外科手段作姑息性治疗，但效果往往不甚理想。外科手段对上腔静脉阻塞所致的急性发作如脑水肿和气道阻塞的病例最有效。对于其他恶性病因者则避免手术治疗。

5. 抗凝治疗

适用于非恶性病因所致的有血栓形成的情况，或者用于配合恶性病因的放疗、化疗，可以有助于缓解症状，但对肿瘤本身无效。对于因静脉导管所致血栓形成的上腔静脉阻塞，单用抗凝治疗，即可使阻塞消除。另外，抗凝治疗还可促进抗癌药物向肿瘤组织的运动，提高抗癌效果。

布加综合征

什么是布加综合征

布加综合征(Budd — Chiari syndrome)是指由于肝静脉和(或)肝后段下腔静脉狭窄或闭塞导致肝静脉、下腔静脉压力增高所引起的一种肝后门静脉高压临床综合征。主要表现为肝肿大、腹腔积液、消化道出血、下肢水肿和色素沉着，晚期导致肝硬化。

布加综合征的病因有哪些

具体病因不清楚，其发病因素主要包括：① 先天性的因素：先天性大血管畸形，腔静脉入口处形成完全性或不完全隔膜，形成湍流，加上此处位于肝脏和膈肌的交界处，易导致内皮损伤，产生血栓性狭窄闭塞；② 高凝和高黏状态，如真性红细胞增生症和其他的髓增生疾病、血小板增多症、长期口服避孕药、产后，局部腔内外肿瘤病变压迫堵塞等；③ 毒素；④ 腔内非血栓性阻塞；⑤ 外源性压迫；⑥ 血管壁病变；⑦ 横膈因素；⑧ 腹部创伤等。

布加综合征的临床表现有哪些

本病发病男女比例约为 2：1，青壮年患者多见。少数先天性因素的患者发病年龄较早。大多数发病较缓慢，病情逐步加重。少数病情发展迅速，如不及时处理可危及生命。

根据病变部位的不同，临床表现主要有门静脉高压和下腔静脉高压。

（1）门静脉高压：有肝静脉病变时，出现早而且重。表现为大量顽固性腹腔积液，肝脾肿大，食管静脉曲张出血，晚期有肝功能损害和衰竭。食欲减退，消瘦，甚至恶病质表现。

（2）下腔静脉高压：主要表现为腹壁静脉曲张，血流方向向上。下肢肿胀、静脉曲张、皮肤溃烂和色素沉着。

布加综合征的检查方法有哪些

（1）实验室检查：血液学检查，急性期病例可有血细胞比容和血红蛋白增高等多血征表现，血常规检查可有白细胞增高，但不具特征性。慢性型的晚期病例，若有上消化道出血或脾大、脾功能亢进者，可有贫血或血小板、白细胞减少。肝功能检查，急性型者可有血清胆红素增加，丙氨酸氨基转移酶（ALT）、天门冬氨酸氨基转移酶（AST）、碱性磷酸酶（ALP）升高，凝血酶原时间延长和血清白蛋白减少，慢性型病例，肝功能检查多无明显变化。腹腔积液检查，若不伴有自发性细菌性腹膜炎，蛋白浓度常低于 30g/L，细胞数亦不显示增加。免疫学检查，血清 IgA、IgM、IgG、IgE 和补体 3（C_3）等无明显特征性变化。

（2）B 超：腹部 B 超可对多数病例作出初步正确诊断，其符合率 95%以上。可在膈面顶部、第二肝门处探测肝静脉及下腔静脉阻塞的部位和长度以确定是否隔膜型。急性布加综合征时肝脏肿大和腹腔积液多是突出的表现。多普勒超声具有很高的诊断价值。因此，腹部超声探查是诊断布加综合征首选的、有价值的、非创伤性的检查。

（3）肝静脉、下腔静脉、门静脉及动脉造影：血管造影是确立布加综合征诊断的最有价值的方法，常用的造影有以下几种：① 下腔静脉造影及测压；② 经皮肝穿肝静脉造影（PTHV）；③ 经皮脾穿刺门静脉造影（PTSP）；④ 动脉造影。

下腔静脉造影及测压从股静脉上行插管，经下腔静脉进入肝静脉开口，注射造影剂看肝静脉是否阻塞。若为肝段下腔静脉阻塞，除从股静脉插管外，同时从前臂或颈静脉下行插管，经右心房至下腔静脉，上下同时注射造影剂造影，可显示阻塞的部位、长度和形态，肝静脉通畅情况和侧支循环情况，有助于手术适应证的决定和手术方法的选择。下腔静脉插管造影时可测下腔静脉压力。正常下腔静脉压力为0.78～1.18 kPa(80～120 mmH_2O)，肝段下腔静脉阻塞时上肢静脉压正常，下腔静脉压力在 2.94 kPa(300 mmH_2O)以上。单纯肝静脉阻塞时，尾叶代偿性肥大可压迫下腔静脉，下腔静脉造影时可见该段下腔静脉变狭。

(4) CT 扫描：在布加综合征急性期，CT 平扫可见肝脏呈弥漫性低密度肿大且伴有大量腹腔积液。CT 扫描的特异性表现是下腔静脉肝后段及主肝静脉内出现高度衰退的充盈缺损(60～70 Hu)。增强扫描对布加综合征的诊断具有重要意义。注射造影剂后 30 秒，可见肝门附近出现斑点状增强(中心性斑点区)，肝脏周围区域增强不明显，并且出现门静脉广泛显影，提示门静脉血液离肝而去。注射造影剂后 60 秒，肝内出现低密度带状影绕以边缘增强，或称之为肝静脉和下腔静脉充盈缺损，此种征象高度提示管腔内血栓形成，边缘增强是由于血管壁滋养血管显影所致。

(5) 磁共振(MRI)显像：布加综合征时 MRI 可显示肝实质的低强度信号，提示肝脏淤血，组织内自由水增加，MRI 可清晰显示肝静脉和下腔静脉的开放状态，甚至可将血管内的新鲜血栓与机化血栓或瘤栓区分开来；MRI 还可显示肝内侧支循环呈现的蛛网样变化，同时对肝外侧支循环亦可显示，因此可将 MRI 作为布加综合征的非创伤性检查方法之一。

(6) 肝脏核素扫描：肝脏尾叶的静脉血由肝短静脉直接回流至下腔静脉。单纯肝静脉阻塞时肝短静脉通畅，放射性核素扫描检查可见肝区放射性稀疏，而尾叶放射性密集。核素扫描对布加综合征的诊断不具特异性，仅部分病例于尾状叶放射性吸收相对增加，在鉴别海绵状肝血管瘤时有重要参考价值。

(7) 内镜检查：胃镜对布加综合征的诊断帮助不大。但在慢性病例，特别是对曾有消化道出血者，可进一步了解出血原因、部位；对可疑的或鉴别困难的病例，直视下取活检，更可明确诊断。腹腔镜下活检有更安全、可靠的优点。

(8) 肝穿刺活组织检查：单纯肝静脉血栓形成急性期，肝小叶中央静脉、肝窦和淋巴管扩张，肝窦淤血，肝弥漫性出血。血细胞从肝窦漏入窦周间隙，与肝板的细胞混在一起。中央静脉周围有肝细胞坏死。隔一段时间，肝板细胞被红血细胞替代。晚期肝小叶中央区坏死的肝细胞被纤维组织替代，形成肝硬化，其余部位肝细胞再生，肝静脉和肝窦均扩张。

布加综合征辅助检查的价值和意义

(1) 彩色多普勒超声检查是首选的检查方法，可以较好地显示肝静脉、下腔静脉本身的病变和了解交通支形成的情况，同时观察肝脏、脾脏和腹腔积液情况。能达到明确的诊断。CT和磁共振成像也能达到同样的目的，但是较为昂贵和复杂，而且在显示血流方向上不及超声检查。

（2）凡是无创性手段不能解决的问题，均需要行血管造影，也是介入治疗的必要步骤。造影包括腔静脉和肝静脉造影：①腔静脉造影：经股静脉或同时颈静脉插管，将导管放置于病变的远近端造影，了解病变的长度。②肝静脉造影：经腔静脉用塑型导管选择肝静脉造影，或者经皮经肝穿刺肝静脉造影。造影前应常规进行测压，对决定治疗方案和了解治疗效果有重要作用。

（3）食管钡餐和胃镜检查可了解有无食管静脉曲张和门静脉高压的程度。

布加综合征的诊断要点是什么

布加综合征的诊断要点：①黑：下肢皮肤色素沉着；②大：肝、脾淤血性肿大；③曲张：胸腹壁静脉、精索静脉、大隐静脉曲张；④多：中青年发病多、男性发病多。

急性布加综合征多以右上腹痛、大量腹腔积液和肝脏肿大为突出症状；慢性病例多以肝脏肿大，门-体侧支循环形成和持续存在的腹腔积液为特征。无创的实时超声和多普勒超声及CT扫描可对95%以上的病例提示布加综合征的临床诊断，认真的分析病史和系统的体格检查不容忽视，但布加综合征的诊断还有赖于下腔静脉、肝静脉造影和肝组织活检而最后确立。

布加综合征的治疗方法有哪些

1. 介入手术治疗

布加综合征首选介入手术治疗，创伤小，效果好。下腔静脉或肝静脉合并血栓者，可先插管溶栓治疗，待血栓完全溶解后可行球囊扩张治疗，将狭窄段血管扩开。球囊扩张效果差者可行肝静脉和（或）下腔静脉支架置入治疗。

2. 内科治疗

内科治疗包括低盐饮食、利尿、营养支持、自体腹腔积液回输等。对于起病 1 周内单纯血栓形成的急性期患者，可以用抗凝剂治疗，但大多数病例于血栓形成后几周或几个月才获确诊。对于大多数病例，保守治疗虽可以赢得侧支循环形成的时间，但患者最后仍需手术治疗。布加综合征患者，特别是晚期患者，常有顽固性腹腔积液、严重营养不良。作为手术前的支持疗法，内科治疗可以改善患者全身情况，减少手术死亡率，有利于患者术后康复。

3. 外科治疗

（1）隔膜撕裂术：经右心房隔膜撕裂术：方法是经右前第 4 肋外胸切口或经胸骨切口进入胸腔，于右膈神经前纵行切开心包。

（2）下腔静脉-右心房分流术

● 肝脏前径路手术：经腹正中切口或右侧腹直肌切口进腹，可采用以下方法暴露下腔静脉：① 作 Kocher

切口游离及向左翻起十二指肠显露下腔静脉;② 向上翻起横结肠及其系膜,将小肠推向左侧,在十二指肠水平部下方、肠系膜上静脉的右侧打开后腹膜,向腹主动脉方向解剖。下腔静脉至少应显露 4 cm。经胸切口可采用胸骨切口或右前外胸切口,用直径 14 mm 或 16 mm 的人造血管一端与下腔静脉行端侧吻合;另一端与右心耳吻合。人造血管通常从横结肠后、胃和肝脏前面再进入胸腔。

● 肝脏后径路手术:患者左侧卧位,自右侧第 7 肋进胸。打开心包显露下腔静脉的胸腔段。切开膈肌,沿下腔静脉向下解剖直至其扩张的或相对正常的部分,人造血管一端与下腔静脉狭窄远端扩张的部分吻合,另一端与膈上下腔静脉或右心耳吻合。与肝脏前径路相比,肝脏后径路所需人造血管短,血栓形成的机会少,但手术难度大,易出血,术后乳糜胸腔积液发生率相对较高。下腔静脉-右心耳分流术恢复了下腔静脉的血液回流,适用于下腔静脉阻塞病变较长而肝静脉相对通畅的病例。

(3) 肠系膜上静脉-右心房分流术:以上腹部正中切口进腹,在横结肠系膜根部、屈氏韧带的右侧寻找肠系膜上静脉。进胸切口可采用胸骨切口或右前外胸切口。用直径 14 mm 或 16 mm 的人造血管一端与肠系膜上静脉行端侧吻合,另一端与右心耳吻合。

(4) 根治性手术:对于腔静脉阻塞位置较高的隔膜型病例,可自右侧第 7 肋进胸,解剖出胸段及部分腹段下腔静脉后控制病变的两端,纵行切开下腔静脉,切除病灶。如阻塞病变广泛或远端有大量血栓形成，可在体外循环下，纵向切开肝段下腔静脉，切除隔膜、血栓等病变，探查肝静脉并恢复其通畅，下腔静脉用 Gore-Tex 或 Dacron 补片修复。根治手术虽然直接去除了原发病灶，但在同时伴有下腔静脉炎症的病例中仍有复发的可能。

布加综合征的手术适应证有哪些

（1）下腔静脉血栓形成慢性期患者，经积极内科治疗病情无明显好转者。

（2）下腔静脉隔膜阻塞者。

（3）恶性肿瘤引起，并可能切除原发病灶，保存或重建下腔静脉者。

布加综合征的手术禁忌证有哪些

（1）肝衰竭者。

（2）恶性肿瘤无法切除或已转移者。

（3）全身情况差，不能耐受手术者。

对症状轻微且病程已较长，全身情况较佳者，手术应慎重考虑。特别是下腔静脉-右心耳旁路移植术创伤大，可发生肝、肾功能衰竭；部分胸壁侧支静脉又遭破坏；凝血机制差可造成纵隔血肿；术后回心血量猛增还可导致急性心力衰竭等。因此需仔细权衡利弊得失，再决定手术问题。

布加综合征的治疗选择与评价是什么

原则上各型布加综合征以介入治疗效果最佳：下腔静脉狭窄闭塞的开通，肝静脉狭窄和闭塞的开通，经颈静脉肝内门腔分流术(TIPS)，以及它们的联合运用。近年来随着介入设备、技术和器械的不断改进，新材料和新技术的运用。介入操作技术的进步，特别是采用了超声和X线透视联合导向的方法，使各型布加综合征的介入治疗成为成熟和安全的首选治疗方法。与外科手术相比，介入治疗创伤小、恢复快、操作简便、并发症少，复发时可以重复治疗。对上述介入方法失败以及肝功能衰竭的病例，应及时行外科手术治疗或肝移植。

单纯肝静脉血栓形成急性期(起病1周内)可用抗凝剂治疗。但大多数病例于血栓形成后几周或几个月才获确诊。慢性期可以手术解除下腔静脉和肝静脉的阻塞。解除肝静脉回流障碍比解除下腔静脉回流障碍更为重要，因肝静脉回流障碍引起的门静脉高压可导致肝功能的进行性损害、顽固性腹腔积液和食管静脉曲张出血，对病者的生命威胁更大。外科治疗视病变是单纯肝静脉阻塞抑或肝段下腔静脉阻塞而异：

(1) 单纯肝静脉阻塞，下腔静脉通畅可作门体分流术或脾肺固定术。在肝静脉阻塞病例门静脉已成为肝血流的流出道，所以不能用门腔端侧分流术，只能用门腔侧侧分流术。假若由于肝尾叶代偿性肥大，门腔分流比较困难，则可作肠腔分流术。脾肺固定术是经胸将左侧膈肌切除 10 cm 大一块，再将脾脏上极(包膜切除后)与左下肺膈面分别缝于膈肌的上、下面，两者在膈肌缺损处相互紧贴，形成侧支，使高压的门静脉血经脾、肺流入低压的体静脉。脾肺固定术前必须用腹腔静脉分流术控制腹腔积液。

(2) 单纯肝段下腔静脉阻塞，肝静脉回流无障碍。假若是隔膜引起阻塞可作下腔静脉隔膜捅开术。方法：经胸切开右心房，以示指插入右心房，进入下腔静脉，触到隔膜即予捅开，一如二尖瓣交界分离术。假若隔膜较厚，估计无法捅开时可经胸腹显露肝段下腔静脉后部，阻断下腔静脉血流后在隔膜处切开下腔静脉，直视下切除隔膜。下腔静脉的切口用心包膜片移植缝补，防止狭窄。假若阻塞并非隔膜引起而较长时则可作脾肺固定术或下腔静脉右心房架桥手术。后者用人造血管在下腔静脉与右心房之间架桥。人造血管可经肝前或肝后进入胸腔。假若下腔静脉狭窄段较短，可以切开狭窄段下腔静脉后用静脉补片缝补于下腔静脉切口，扩大管腔。

(3) 肝段下腔静脉阻塞伴肝静脉回流障碍，假若 3 支肝静脉血液回流都受障碍须作右心房下腔静脉肠系膜上静脉 T 字分流术。这是先将 1 根长的人造血管作右心房下腔静脉或髂总静脉架桥分流术，再用另 1 根短的人造血管在肠系膜上静脉与这根长的人造血管中段间作 T 字吻合。这个手术比较复杂，术后人造血管容易有血栓形成引起阻塞。因为下腔静脉阻塞不引起患者死亡，所以有时对此类患者用脾肺固定术或肠系膜上静脉右心房架桥分流术，只解决门静脉高压，不处理下腔静脉阻塞。左、中、右肝静脉中只要有1支开口通畅，就可考虑用下腔静脉右心房架桥分流术降低下腔静脉压力。在肝内，开口通畅与开口闭塞的肝静脉间往往有粗大的交通支，开口闭塞的肝静脉内的血液可以通过这交通支，经开口通畅的肝静脉、下腔静脉回流至右心房。

（4）如果不能进行去除梗阻或降低门静脉或下腔静脉压力的手术，则可做腹腔静脉分流术以减少腹腔积液缓解症状。

下腔静脉综合征

什么是下腔静脉综合征

下腔静脉综合征（IVCS）是由于下腔静脉受邻近病变侵犯、压迫或腔内血栓形成等原因引起的下腔静脉部分或完全性阻塞，下腔静脉血液回流因之障碍而出现的一系列临床症候群。

下腔静脉阻塞所引起的一系列临床症候群称为下腔静脉综合征。多由血栓引起，血栓常为下肢深静脉血栓向近心端延伸所致；腹腔和腹腔后组织的炎症和肿瘤可使下腔静脉产生粘连、移位造成阻塞；下腔静脉本身的炎症也可导致管腔狭窄。

下腔静脉综合征的临床表现主要由静脉回流障碍引

起。阻塞平面位于肾静脉平面以下时表现为下肢酸胀、重垂不适，活动后加重，平卧后减轻，回流受阻区出现肿胀，浅静脉曲张，进入慢性期后可出现皮肤色素沉着、湿疹、经久不愈的溃疡。阻塞平面位于肾静脉平面以上时还可出现腰痛、血尿、蛋白尿。阻塞平面累及肝静脉或以上平面时尚可出现肝肿大、腹腔积液、肝功能损害。

下腔静脉综合征产生原因是什么

（1）下腔静脉阻塞的首要原因是血栓形成。欧美国家人群血栓形成发病率较高，乃起因于血液高凝状态。血栓主要来源于下肢深静脉血栓向近侧繁衍扩展累及下腔静脉，其次是盆腔静脉血栓形成。原发性下腔静脉血栓形成，临床上罕见。

（2）下腔静脉肝后段或 Eustachian 瓣发育异常，引起先天性的下腔静脉隔膜阻塞。病变初期隔膜呈筛状，随着其上开孔的日益闭合或纤维化而导致完全性阻塞，因此，可解释下腔静脉隔膜阻塞虽为先天性而症状出现较晚的原因。

（3）原发性下腔静脉肿瘤为下腔静脉阻塞的另一原因。从 Perl 在 1871 年首例报道至 1985 年，文献记载共 93 例。绝大多数(95.7%)是下腔静脉平滑肌肉瘤。近年来发病率在增加。

（4）腹腔或腹膜后组织的炎症和肿瘤，可使下腔静脉周围粘连、扭曲或肿瘤侵犯、压迫均可造成下腔静脉阻塞。

此外，下腔静脉本身的炎症，可导致管腔狭窄而影响其通畅性。近年来随着下腔静脉滤器临床应用的不断增多，与滤器植入有关的下腔静脉阻塞病例的报道也不断增多。

下腔静脉综合征有何症状

临床表现取决于阻塞的部位、程度及侧支循环的状况。轻度阻塞可无明确的症状或为原发病变的症状所掩盖；一旦完全阻塞，症状和体征可很典型。下腔静脉下段的阻塞所引起的症状，主要是下腔静脉高压状态：① 下肢静脉淤滞；两下肢以至阴囊明显肿胀，每于行走、运动后加剧，平卧休息后减轻。下肢浅静脉曲张，皮肤出现营养性改变，如皮肤光薄、脱毛、瘙痒、湿疹、色素沉着，甚至形成经久不愈的溃疡，尤以两下肢足靴区最为明显。② 胸腹壁静脉曲张，大多是竖直长链状，直径可达 10 mm以上，有时也可盘曲成团，似静脉瘤样改变。曲张静脉一般位于胸腹前壁，也可位于胸腹侧壁和后背，血流方向均向上。

由于下腔静脉阻塞的原因和部位不同，其临床表现亦不一样。

(1) 上部(肝部)阻塞：即布加综合征。有肝脾肿大、顽固性腹腔积液、腹壁静脉曲张、食管静脉曲张和上消化道出血等表现，患者全身乏力，食欲不振等。有下腔静脉高压、门静脉高压和心贮备功能不足(包括动则心悸、气促)3 组临床表现。急性肝静脉阻塞可因急剧进行性腹腔积液、肝昏迷而死亡。

(2) 中部(肾静脉流入处)阻塞：随病情缓急而表现不同。通常为肾病综合征，如全身水肿、大量蛋白尿、低蛋白血症、高脂血症等；若为急性血栓形成，则导致肾静脉高压、肾血流量减少、肾功能障碍则有腰痛、肾脏肿大、血尿等。

(3) 下部(肾静脉流入处以下)阻塞；表现为两下肢水肿和表浅静脉(皮下、下腹壁、侧腹壁)扩张，静脉血流方向自下向上充盈，两下肢尤其是足靴区可有色素沉着或溃疡形成。

(4) 下腔静脉阻塞综合征多数患者肝功能较好，白、球蛋白倒置或肝功能异常者约占 1/3，可能由于此症肝细胞病理改变为继发性，且程度较轻之故。

(5) 倘若为肿瘤所致之下腔静脉阻塞，则临床上有肿瘤本身表现的肿块和疼痛、脏器浸润或转移的肝肿大、黄疸、消化道功能障碍及咳血、胸痛等。

下腔静脉综合征如何诊断

凡表现为两下肢静脉功能不全和胸、腹壁广泛性浅静脉曲张的患者，均应考虑到下腔静脉综合征。

询问病史时，常有早已存在的下肢深静脉血栓形成的症状，如发病年龄轻且病程长，应考虑下腔静脉畸形；病程短、病情迅速发展，应该想到原发性下腔静脉肿瘤或外源性压迫如肾肿瘤、胰腺肿瘤压迫下腔静脉的可能性，其特点是阻塞位置常在中段，有明显的蛋白尿和血尿。

体检时，应注意胸腹壁浅静脉的血流方向。观察方法：患者仰卧，在前腹壁上取两条曲张静脉，一条在脐上，一条在脐下。用两手示指压于静脉上，循静脉行径自上而下压陷，以使静脉血液排空，然后分别放松示指，观察静脉充盈时的血流方向。正常时，下腹部静脉血流由上向下，上胸部静脉血流由下向上。如果下腔静脉阻塞，胸腹部血流由下向上，若为上腔静脉阻塞，则胸腹部血流由上向下。凭此可以作为鉴别。

关于病变部位的判断，有利于治疗方案的选择，凡是阻塞位于下段，可仅有下肢和生殖器及下腹壁肿胀、浅静脉怒张。位于中段者，尚有肾脏受累的依据；位于上段阻塞，则以布加综合征为主的症状。

下列检查应酌情选用，有助于确立诊断。

(1) 下腔静脉测压试验：可以发现两下肢静脉压明显升高。如同时作上肢测压，当仅有下腔静脉阻塞时，上肢静脉压正常，当上腔静脉阻塞或其他原因所造成的全身性静脉淤滞如充血性心力衰竭、缩窄性心包炎时，上肢静脉压亦见升高。

(2) B 型超声波检查：B 超在诊断下腔静脉阻塞中起重要作用，上海中山医院报告 19 例肝段下腔静脉阻塞的患者，B 超检查结果与下腔静脉造影基本相同。1 例下腔静脉合并上腔静脉阻塞，X 线造影显示下腔静脉在第 9 胸椎上缘水平处阻塞。因上腔静脉阻塞无法插入导管造影，不能确定病变范围。但 B 超检查，发现在距心脏入口约 20 mm 处下腔静脉内有一 4 mm 厚的隔膜。B 超检查准确方便，甚至有时可弥补造影的不足并可筛选患者作下腔静脉造影的主要检查方法。

（3）放射性核素静脉造影：用 2～5 mCi^{99m}Tc 注入下肢浅静脉，可以了解下腔静脉阻塞部位、程度和侧支循环状况。此法安全而简单，许多专家都报道了各自的成功经验。

（4）CT 检查：CT 结合对比剂的应用，可清楚显示不同平面的血管管腔，精确诊断腔静脉阻塞部位、程度和可能的原因、侧支循环通路、静脉扩张度等。

（5）静脉造影：双向下腔静脉造影是诊断下腔静脉阻塞的可靠检查方法。在腹股沟部作一小切口，从大隐静脉分支插入导管可避免损伤股静脉，在电视屏幕引导下插至下腔静脉有阻力处，导管退出 10～15 mm，再经上臂浅静脉将另一导管插至右心房再至下腔静脉近端。远端导管用高压注射器注入 60%泛影葡胺 40 ml，同时经上臂的导管手推 20 ml 造影剂，并连续拍片。静脉造影可清楚显示阻塞部位、程度以及侧支循环的状况。

下腔静脉综合征需与哪些疾病鉴别诊断

出现上述典型症状及体征，特别是合并有腹部肿瘤或发生在产褥期、腹部手术后，下腔静脉滤器植入术后及长期卧床患者应考虑本征。对诊断困难的病例可行下肢静脉压测定，大隐静脉或下腔静脉造影，有助于诊断及明确阻塞的部位。

在鉴别诊断中，应与晚期血吸虫病肝硬变、充血性心力衰竭、缩窄性心包炎、结核性腹膜炎、肝硬变、肝癌及慢性肾炎、大隐静脉曲张等相鉴别。一般通过详细询问病史和体格检查，根据各自的临床特点不难作出诊断。鉴别诊断发生困难时，采用 B 超或下腔静脉造影，即可作出确诊。

下腔静脉综合征的治疗方法有哪些

下腔静脉综合征在治疗前应明确其病因、阻塞部位、程度及侧支循环状况，有利于选择治疗方案。由于下肢或盆腔深静脉血栓繁衍扩展所造成的下腔静脉阻塞，在急性期可采用抬高患肢，应用溶栓、抗凝、祛聚药物，如尿激酶、链激酶、肝素、双香豆素衍化物、低分子右旋糖酐、双嘧达莫（潘生丁）等。为消除腹腔积液，可进低盐饮食，并服用利尿药物。如出现肺栓塞症状，可酌情考虑作下腔静脉结扎或下腔静脉滤网成形术，以防再栓塞。对慢性期患者，经积极内科治疗病情无明显好转，可考虑外科手术，以恢复下腔静脉血流。

（1）一般治疗：慢性期患者，应尽可能保护下肢，注意多抬高下肢、避免体力劳动、穿弹力袜。

（2）祛除病因治疗：主要针对产生原因进行治疗，由急性血栓引起的应尽快行溶栓治疗，肿瘤引起的应根据原发肿瘤和淋巴结的情况采取相对应的治疗，粘连所引起的可进行松解手术，采用旁路手术治疗的病例较少，长期效果不明。

(3) 溶栓治疗：由急性血栓形成所致，无禁忌证者可考虑尿激酶、阿替普酶等溶栓治疗。

(4) 抗凝治疗：常用低分子肝素及华法林等。

(5) 手术治疗：慢性者可行静脉分流术以减轻门静脉高压。

(6) 腔内介入治疗：球囊扩张及支架植入术。

(7) 下腔静脉滤器植入：下腔静脉滤器植入术应严格选择适应证，避免滤器的滥用。另外，介入操作术中应动作轻柔，避免粗暴而损伤静脉壁。近年来，新出现的临时滤器和可回收滤器，在短期内可预防致死性肺栓塞，待肺栓塞的潜在因素消除后可以取出体外，为滤器的临床应用提供了一个很好的发展方向。

下腔静脉综合征的手术适应证是哪些

(1) 下腔静脉血栓形成慢性期患者，经积极内科治疗病情无明显好转者。

(2) 下腔静脉隔膜阻塞者。

(3) 恶性肿瘤引起，并可能切除原发病灶，保存或重建下腔静脉者。

下腔静脉综合征的手术禁忌证是哪些

(1) 肝功能衰竭者。

(2) 恶性肿瘤无法切除或已转移者。

(3) 全身情况差不能耐受手术者。

对症状轻微且病程已较长,全身情况较佳者,手术应慎重考虑。特别是下腔静脉-右心耳旁路移植术创伤大,可发生肝、肾功能衰竭;部分胸壁侧支静脉又遭破坏;凝血机制差可造成纵隔血肿;术后回心血量猛增还可导致急性心力衰竭等。因此需仔细权衡利弊得失,再决定手术问题。

下腔静脉综合征的手术方法有哪些

(1) 经右心房手指破膜术:为治疗下腔静脉膜状阻塞最常用的手术方法。

操作步骤:患者平卧,右侧抬高30°。破膜前经大隐静脉预置一根导管插到下腔静脉作导引。作右前外胸切口,经第4肋间进胸。于右膈神经前纵向切开心包,在右心耳根部作荷包缝线,剪开右心耳,用左示指探查右心房和下腔静脉,可扪及隔膜,并触到导管顶端,以示指加压强行破膜。破膜后,由于张力消失和下腔静脉扩大,隔膜的残存碎片,紧贴于下腔静脉壁上而不能触及。此时,可将经大隐静脉插入的导管推向上方,进入右心房,然后缓慢拔出导管并作连续测压描记,如压力阶差消失,即证实破膜成功。退出示指,结扎心耳缝线。松弛缝合心包,安置右胸腔引流管,关闭胸部切口。术后抗凝疗法2～3周,预防下腔静脉血栓形成。隔膜伴有血栓者,禁忌破膜,以免血栓进入右心房导致肺梗死。对于致密且厚的隔膜不可贸然破膜，以免下腔静脉撕裂。破膜后腔静脉内存在边缘不整齐的碎片瓣膜可形成血栓，患者症状又复发，远期疗效不能保证。

(2) 体外循环直视下隔膜切除术：适用于手指或器械不能在闭式情况下解除膜状阻塞的病例。建立体外循环后，切开右心房和下腔静脉，切除纤维隔膜，彻底清除血栓。

(3) 经皮经腔下腔静脉成形术：对于隔膜菲薄或短段狭窄而肝静脉通畅病例，可考虑带囊导管行血管成形术。带囊导管经股静脉插入，直至下腔静脉狭窄段下方，在透视下导管通过狭窄段，并测定下腔静脉压力，注入少量造影剂，以确定导管的囊段已位于狭窄段之上，于囊内注入适量等渗盐水，使囊部膨胀。然后将导管拉出，隔膜破裂，狭窄解除，去除囊内盐水，拔出导管。术后宜用抗凝疗法，以防血栓形成。

(4) 下腔静脉-右心耳旁路移植术：对下腔静脉阻塞而肝静脉通畅的病例，因不宜采用破膜或腔静脉成形术，可应用人工血管作右心耳和下腔静脉之间的旁路手术，以恢复下腔静脉的血流。

手术步骤：平卧，正中劈开胸骨，在右膈神经前纵向切开心包后。于右心耳根部作荷包缝线，切开右心耳，纳入左示指探查下腔静脉，先用示指试行破膜术。如不能成功，即开始旁路移植术。腹部正中切口，显露下腔静脉，选用 18～20 mm 的人造血管与下腔静脉前壁作端侧吻合，再将人造血管另一端通过横结肠系膜、胃后方、经膈前方间隙达纵隔前面，与右心耳作端端吻合。吻合后测量下腔静脉和门静脉压力。最后在人造血管前缝合后腹膜，再安置心包和胸骨后引流，用不锈钢丝缝合胸骨，逐层缝合胸腹壁切口。

（5）肠系膜上静脉-右心耳旁路术：对下腔静脉血栓形成或肝静脉阻塞的下腔静脉隔膜阻塞的病例，采用肠系膜上静脉-右心耳旁路术，以直接解决门静脉高压这一关键问题。

（6）脾肺固定术：应用于肝静脉和下腔静脉均有阻塞的病例。根据 Akita 的造影观察，脾肺间的有效侧支循环在术后 1 个月即可形成。

颈动脉粥样硬化及其狭窄

姓名 Name　　性别 Sex　　年龄 Age

住址 Address

电话 Tel

住院号 Hospitalization Number

X 光号 X-ray Number

CT 或 MRI 号 CT or MRI Number

药物过敏史 History of Drug Allergy

颈动脉狭窄的危害怎样

脑卒中是仅次于心血管疾病、恶性肿瘤的第三位导致人类死亡的疾病，更是导致成人残疾的第一位疾病。缺血性脑血管病的发生率远高于出血性脑血管病，缺血性脑卒中占所有脑卒中的 80%以上，而动脉粥样硬化所致颅内、外脑供血动脉狭窄是引起缺血性脑卒中的重要原因之一。

颈动脉狭窄的临床症状有哪些

颈动脉狭窄的主要症状为两大类：

(1) 急性脑缺血：偏瘫、失语、昏迷等脑卒中（中风）表现。多数发生于老年患者，起病急，来势凶猛，数小时甚至 1～2 天其症状达到高峰。

(2) 慢性脑缺血：头痛、头晕、耳鸣、记忆力及理解力降低、一侧肢体感觉异常、麻木、刺痛、一过性失明或短暂黑朦、发音不清、肢体无力等，发病突然，但历时短暂，大多无意识障碍，可以在 24 小时内完全康复而不遗留后遗症，但可反复发作。

颈动脉狭窄体格检查应注意什么

颈动脉狭窄没有特异性体征，少数可以在颈部听到杂音或扪及震颤，但不能以此作为诊断依据，没有震颤或杂音不表示没有狭窄，有时狭窄程度甚至更重。不主张对颈动脉触诊，以免斑块脱落导致脑梗死。

颈动脉粥样硬化的好发部位及其产生的症状如何

颈动脉粥样硬化好发于颈总动脉自主动脉弓发出部位和颈总动脉分叉处，约占颅外、颅内闭塞性病变的80%。颈动脉粥样硬化引起的缺血性脑卒中发作类型有两种，一种为一过性脑缺血发作，发病突然，历时短暂，患者常能陈述某种神经功能的突然障碍（如肢体麻木或无力、黑矇、短时期语言障碍），常在24小时内完全恢复而无后遗症；另一种为持久性脑缺血，起病常在睡眠中，数小时至1～2天达到高峰，神经系统功能一般不能完全恢复，有不同程度的后遗症。

如何诊断颈动脉粥样硬化

颈动脉粥样硬化早期不易被发现，有明显症状之后通常提示颈动脉已有明显狭窄，诊断不难。仪器检查通常选择无创性检查，颈动脉多普勒超声可显示血管腔狭窄程度，CT和磁共振血管成像可显示病变的部位、程度、范围以及侧支循环的情况。

超声多普勒检查在颈动脉狭窄诊断中有何意义

超声多普勒检查可以显示颈动脉病变的位置、长度、内膜增厚情况、管腔狭窄程度以及血流速度等，是一种简便、快捷、有效的无创检查方法。其缺点是不能评价颅内段血管情况以及侧支血管情况。有以下情况者，应行超声多普勒检查：① 听到颈动脉杂音；② 有脑卒中(中风)病史；③ 有过一过性脑缺血史；④ 合并严重的冠心病或周围血管病变；⑤ 患者年龄大于 60 岁。

磁共振成像检查在颈动脉狭窄诊断中有何意义

磁共振成像血管造影检查是一种新的可靠的无创检查方法，可以清楚显示颈动脉整体病变情况，以及颅内段血管情况以及侧支血管情况。与超声多普勒检查一起可以确诊颈动脉病变的部位、狭窄程度等，为手术提供很好的检查依据。

颈动脉造影检查在颈动脉狭窄诊断中有何意义

颈动脉造影可以清楚地显示颈动脉病变的部位、狭窄程度、远端血管情况以及侧支循环情况，是诊断颈动脉病变非常精确的诊断方法。但该检查是一种创伤性的检查，可以引起主动脉内膜撕裂，斑块脱落导致脑梗死或肢体梗死等并发症的可能，同时增加了患者的经济负担。特别是现在，可以使用前两者检查方法确诊诊断，故现在很少使用颈动脉造影检查。该检查现在主要用于前两者方法不能确诊的特殊情况。

颈动脉粥样硬化造成明显狭窄应如何治疗

手术是主要的治疗措施。手术方式主要有颈动脉内膜剥脱术和旁路术。其他如控制血压、血脂以及抗血小板治疗应长期进行。

颈动脉粥样硬化的手术适应证和禁忌证是什么

颈动脉狭窄超过直径的50%即为手术适应证。手术的主要目的是预防脑缺血的发生，以免造成严重的神经系统功能障碍。

急性发作的病例一般不宜急于手术，应待4～6周后患者病情稳定时才考虑手术。完全性闭塞造成严重瘫痪、失语等损害，大多很难靠重建血运而获得恢复，故列为手术禁忌证。

颈动脉内膜剥脱术的手术适应证是什么

多普勒超声检查和磁共振颈动脉造影确诊颈动脉狭窄超过70%患者或伴有硬化斑块、溃疡形成者，即使没有临床症状，也应手术治疗。如为双侧病变，应先对病情严重的一侧手术,使脑循环供血改善后再择期行对侧病变手术。对狭窄超过 60%,但低于 70%,有过脑梗死或一过性脑缺血表现,应该手术治疗;如果没有脑梗死或一过性脑缺血表现,可以暂时观察,不手术,口服阿司匹林等抗凝剂治疗。

颈动脉狭窄合并冠心病的手术方法如何

如果颈动脉狭窄合并冠心病,可以采取两种手术方式。一种是分期手术,先做颈动脉内膜剥脱术,再行心脏手术。这样可以避免或减少心脏手术中出现脑卒中(中风)。由于在手术中可以采用颈丛麻醉的方法,患者清醒,可以在手术中判断大脑侧支循环情况,这样,虽然分两次手术,但对患者的损伤小,并发症少。也可以采取同期手术,同期手术可以避免再次手术耽误时间以及节省医疗费用。但由于采用全麻,在手术中不能判断患者侧支循环情况,手术中发生脑卒中(中风)也不能终止手术,相对容易产生并发症。

颈动脉内膜剥脱手术中患者应如何配合医师

颈动脉内膜剥脱手术如果是在颈丛麻醉下手术,对患者要求较高,因为是清醒状态,要保持头部姿势不变。同时要与医师配合回答问题,医师可以了解患者是否清醒,大脑是否缺血缺氧，根据其是否可以运动来判断是否出现脑卒中(中风)。如果出现脑卒中，要立即停止手术，恢复大脑供血，或者在建立分流桥的基础上再阻断颈动脉。

颈动脉内膜剥脱手术后应注意些什么

颈动脉内膜剥脱手术后要注意伤口情况。因为颈部组织松软，容易积血，所以在手术后要使用沙袋压迫切口，同时观察引流管情况。如果引流量较多，应及时打开切口探察有无出血。手术后使用沙袋 6～12 小时后，再使用胶布压迫切口。同时观察有无声音嘶哑，或者吞咽困难，如果有这些问题，应及时与医师沟通，查明原因。

颈动脉内膜剥脱手术后如何抗凝

颈动脉内膜剥脱手术导致血管内膜粗糙，容易引起血栓栓塞，所以在手术后 6 小时，如果没有大量渗血，应及早使用肝素抗凝。可以采用皮下或静脉注射。在进食后口服肠溶阿司匹林，每天至少 50 mg，如果有胃溃疡，可以使用双嘧达莫(潘生丁)等抗血小板制剂。

为什么颈动脉内膜剥脱手术后需要利尿

颈动脉内膜剥脱手术后改善了大脑供血，容易引起继发性高血压。高血压容易引起供血明显改善后的大脑脑水肿，引起并发症。所以手术后一定要控制血压在正常范围，同时使用利尿剂利尿，降低颅内压，防止脑水肿。

颈动脉内膜剥脱手术后何时可以进食

由于采用颈丛麻醉，所以在手术后6小时就可以进食，开始可以进半流质，以后正常进食普食。手术后几天可以下地活动，正常生活。

颈动脉内膜剥脱手术后如何使用药物

颈动脉内膜剥脱手术并没有根除动脉粥样硬化的病因，所以在手术后同样应该控制动脉粥样硬化，避免再次发生狭窄，主要使用抗高血压、高血脂、高血糖药物，同时戒烟，避免酗酒，合理饮食，少进食高胆固醇食物，生活有规律，积极乐观，开展有益身体健康的活动。

为什么要选择动脉内膜剥脱术

动脉内膜剥脱术（图20）在技术上较为困难，远期通畅率与旁路术相似，但不可否认地具有下述优点：保持了原有血流的自然通路；手术涉及范围较旁路术简单，手术并发症少；保存了自体血管，以备再次手术和其他动脉重建术时的取材之用；内膜剥脱后的动脉仍是一条自身的有生命活力的生物管，术后血液接触面的愈合过程比无生命的人造血管更为有利，而且可以避免人造血管移植后发生感染的可能性。

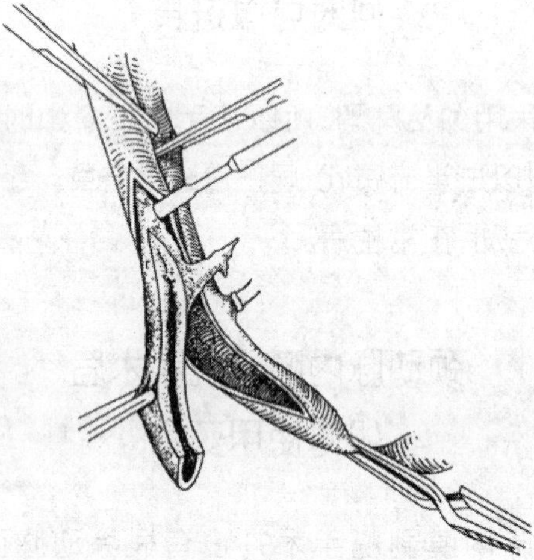

图 20　颈动脉内膜剥脱术

颈动脉狭窄支架治疗的适应证如何

颈动脉狭窄支架成形术的适应证还存在争议，目前国内普遍采用的指标如下：≥50%的症状性狭窄；≤50%的症状性狭窄，狭窄处为溃疡型斑块；夹层所致的狭窄；对侧颈动脉闭塞；≥70%的无症状性狭窄。

为什么颈动脉内支架固定术难以广泛开展

首先，颈动脉狭窄往往是常年动脉粥样硬化的结果，管壁非常厚，用支架扩张血管有一定的难度。其次，中国人颈动脉内膜斑块非常多，容易在手术中脱落，栓子直接进入大脑血管，引起脑卒中（中风）。在其他部位如果出现栓子脱落，血流冲向远方，不会引起脑梗死这样严重的并发症。另外，颈动脉内膜剥脱术损伤小，手术费用大大低于血管内支架术，根据我国国情，颈动脉内膜剥脱术更值得临床推广。

其他胸部脉管神经相关性疾病

胸廓出口综合征

什么是胸廓出口综合征

胸廓出口综合征（thoracic outlet syndrome, TOS),是锁骨下动、静脉和臂丛神经在胸廓出口部和胸小肌喙突附着部受压迫而产生的一系列症状。如手臂冰凉、容易疲劳或肩、手臂或手有钝性疼痛,做上肢超过头部的活动困难等。

胸廓出口上界如何组成

胸廓出口上界为锁骨,下界为第 1 肋骨,前方为肋锁韧带,后方为中斜角肌。

胸廓出口综合征的病因是什么

本综合征可发生于 15～60 岁的人群,以 20～40 岁的女性发病率最高,可能与女性颈肋的发生率较男性高 1 倍、并且女性的肌力弱、肩胛带下垂较男性多有关,肩胛带下垂可造成臂丛神经紧张,肋锁间隙狭窄,导致斜角肌痉挛,压迫血管神经束。胸廓出口综合征主要是臂丛神经及锁骨下动脉受压而表现出来的相应的临床症状。

压迫神经和(或)血管的原因有异常骨质,如颈肋、第

7 颈椎横突过长，第 1 肋骨或锁骨两叉畸形，外生骨疣，外伤引致的锁骨或第 1 肋骨骨折，肱骨头脱位等情况。此外有斜角肌痉挛、纤维化；肩带下垂和上肢过度外展均可引起胸廓出口变狭窄，产生锁骨下血管及臂丛神经受压迫症状。此外，上肢正常动作如上臂外展，肩部向后下垂，颈部伸展，面部转向对侧，以及深吸气等也可使肋锁间隙缩小，神经和血管受压迫的程度加重。

胸廓出口综合征的解剖特点与发病机制是什么

前斜角肌起自第 3～6 颈椎横突的前结节，肌纤维向前外下走行，止于第 1 肋骨的前端上缘锁骨下动脉沟前方的前斜角肌结节，中斜角肌多数起自所有颈椎横突后结节，少数起自第 2～7、3～7 或 4～7 颈椎横突后结节，向外下止于第 1 肋骨上面锁骨下动脉沟的后方或外后方。前、中斜角肌与第 1 肋骨构成的一三角形间隙，称为斜角肌间隙。支配上肢的血管神经有臂丛神经及锁骨下动、静脉。锁骨下动脉自主动脉弓发出后，呈弓形跨越第 1 肋骨，穿过斜角肌间隙，进入肋锁间隙。锁骨下静脉并不通过斜角肌间隙，而是自前斜角肌的前方越过，注入颈静脉。臂丛神经由 C_5 至 T_1 神经根前支组成，各神经根出椎间孔后向外下走行，于锁骨下动脉的后上方穿过斜角肌间隙。C_5、C_6 神经根组成臂丛神经的上干，C_7 神经根单独组成中干，C_8、T_1 神经根组成臂丛神经的下干，其中下干直接跨越第 1 肋骨，各干分为前、后两股共同走行于肋锁间隙内,向外下通过此间隙后,进入胸小肌后面的胸小肌后间隙,再进入腋部。在神经及血管束的周围,有纤维结缔组织形成的神经血管鞘。臂丛神经的上述行程中,在以下部位最易受压:① 斜角肌间隙;② 肋锁间隙;③ 胸小肌后间隙。

上述解剖部位的任何先天性或后天因素所造成的异常,均可直接或间接地压迫锁骨下血管及臂丛神经,产生临床症状。

先天性的解剖结构异常包括骨性异常及软组织的异常。常见的骨性异常有颈肋、第 7 颈椎横突过长、第 1 肋骨的上移使肋锁间隙狭窄。软组织异常可由于前中斜角肌的肥厚;斜角肌先天性束带,多在前斜角肌与第 1 肋骨之间形成束带,压迫血管神经;斜角肌挛缩,斜角肌间隙变小;胸小肌的止点异常及其他部位先天性的异常纤维束带压迫等。

后天性的因素包括在上述解剖部位的肌肉组织增生及萎缩而导致肌肉力量失衡,解剖位置改变,牵拉及压迫血管神经束。长颈及肩胛带下垂的人群易发生胸廓出口综合征。此外,创伤在胸廓出口综合征的发生中亦有一定的作用,锁骨及肋骨骨折不仅可直接损伤锁骨下血管及臂丛神经,而且可因骨折畸形愈合、异常的骨痂生长、局部瘢痕组织增生及肌肉组织损伤后出血水肿、纤维化,压迫血管神经束。另外,血管损伤产生的假性动脉瘤或胸廓出口处发生的肿瘤也可直接压迫臂丛神经。在上述病因中,以斜角肌病变最为常见,颈肋次之,肋锁间隙及胸小肌间隙狭窄少见。

胸廓出口综合征的病理改变怎样

神经受压损伤常为假炎性肿胀样，感觉纤维最先受累，运动神经仅在晚期出现受压。此症状严重，较难恢复。神经受压时间过久则会通过交感神经导致血管舒缩障碍。锁骨下动脉血管壁可发生改变，动脉外膜增厚，间质水肿及同膜增厚伴管腔内血栓形成。早期血栓为纤维素血小板型，可出现雷诺(Raynaud)现象。交感神经纤维收缩反射可加重指尖血管阻塞。静脉在过度外展或内收时受到压迫，可观察到血液逆流停滞和外周静脉压上升，压迫消失后恢复正常。静脉壁反复损伤可发展类似炎症后纤维化样改变，静脉呈白色，失去半透明状态，且口径明显减小，形成侧支循环。早期发展趋势为静脉血栓，如侧支循环尚未形成，则可引起指端坏死改变。

胸廓出口综合征的临床表现怎样

分为神经受压和血管受压两类，神经受压的症状较为多见，也有神经和血管同时受压。

(1) 神经受压症状有疼痛、感觉异常与麻木，常位于手指和手的尺神经分布区。首先确定神经受压多发生在尺神经分布区。也可在上肢、肩胛带和同侧肩背部疼痛并向上肢放射。晚期有感觉消失，运动无力，鱼际肌和骨间肌萎缩，4～5 指伸肌麻痹形成爪形手。臂丛神经以跨越第 1 肋骨的下干最易受压，上干受压的较少，主要表现是臂丛神经下干受压的症状。患者主要表现为患侧肩部及上肢疼痛、无力，发病早期疼痛为间歇性，可向前臂及手部尺侧放射，肩外展及内旋时疼痛加剧。严重者可出现前臂及手部尺侧的感觉异常，甚至出现肌肉瘫痪，肌肉瘫痪及萎缩以小鱼际及骨间肌为甚，表现为爪形手畸形，有时也存在大鱼际肌及前臂肌肉肌力减退。锁骨上区有压痛并向前臂放射。多数病例前斜角肌紧张试验阳性，检查方法是患者坐位，头转向健侧，颈部过伸，同时将健侧手臂向下牵拉，患肢麻木疼痛加重并向远端放射为阳性。

（2）动脉受压有手臂或手的缺血性疼痛、麻木、疲劳、感觉异常、发凉和无力。动脉受压有桡动脉和肱动脉搏动减弱或消失，锁骨上和腋部听到杂音。受压动脉远端扩张形成血栓使远端缺血。静脉受压有疼痛、肿胀、酸痛、远端肿胀和发绀。一般患者不出现严重的血运障碍，当病变刺激血管时，可出现上肢套状感觉异常，患肢上举时感发冷，颜色苍白，桡动脉搏动减弱，锁骨下静脉严重受压时，则出现患肢远端水肿，发绀。血管严重受压时可出现锁骨下血管血栓形成，肢体远端血运障碍。Adson征，Roos征等试验常为阳性。① Adson征：患者端坐，双手置于膝上，将头转向患侧，下颌抬起使颈伸直，嘱患者深吸气后屏气，如桡动脉搏动减弱或消失者为阳性；② wright征：患者取坐位，检查者一手触摸患者桡动脉，同时将上臂被动地过度外展，如桡动脉搏动减弱或消失，腋下出现杂音者为阳性；③ Roos征：将患者的双侧上肢外展90°。并外旋，嘱患者作双手连续快速的伸、屈指动作，如出现疼痛加重、无力，患肢自动下落者为阳性。

胸廓出口综合征的检查有哪些

(1) 上肢外展试验：上肢外展 90°、135°和 180°，手外旋，颈取伸展位。使锁骨下神经血管紧束压在胸小肌止点下方和锁骨与第 1 肋骨间隙处，可感到颈肩部和上肢疼痛或疼痛加剧。桡动脉搏动减弱或消失，血压下降 2.0 kPa(15 mmHg)，锁骨下动脉区听到收缩期杂音。

(2) Adson 或斜角肌试验：在扪及桡动脉搏动下进行监测。患者深吸气、伸颈，并将下颌转向受检侧，如桡动脉搏动减弱或消失则为阳性发现。

(3) 电生理检查：在胸廓出口综合征(TOS)的早期无特殊价值，可能会出现 F 波延长，其他常常无异常发现。晚期如尺神经运动传导速度在锁骨部减慢有较大的诊断价值。尺神经传导速度测定，分别测定胸廓出口、肘部、前臂处尺神经传导速度。正常胸廓出口为 72 m/s，肘部为 55 m/s，前臂为 59 m/s。胸廓出口综合征患者胸廓出口尺神经传导速度减少至 32～65 m/s，平均为 53 m/s。体感诱发电位(SSEP)曾被认为是一种更为敏感的检查手段。Machleder 等报道 74%的 TOS 患者 SSEP 有异常发现。但是 Yilmaz 等通过研究发现 SSEP 对 TOS 的诊断无用。Misawa 等提出用磁场刺激臂丛神经后测量拇短展肌和小指展肌的动作电位潜伏期有助于诊断 TOS，他们在锁骨上窝处用“8”字型线圈产生的磁场刺激 TOS 患者的臂丛神经后发现拇短展肌和小指展肌动作电位潜伏期明显延长。徐雷等通过动物实验发现运动诱发电位对诊断 TOS 敏感准确，而且对早期 TOS 诊断有所帮助。

(4) 多普勒超声检查和光电流量计检测：作为估计胸廓出口综合征的血管受压检查方法，但并非特异检查方法。但可排除血管疾病。根据术前和术后血流情况，估计手术疗效。

(5) X 线检查：协助诊断本病的一项重要检查方法，颈椎正位片可发现有无颈肋及第 7 颈椎横突过长，胸片及锁骨的切线位片可发现有无锁骨及肋骨的畸形。

(6) 选择性血管造影：用于严重动静脉受压、合并动脉瘤，粥样斑块、栓塞和静脉血栓形成，以明确病变性质和排除其他血管病变。

(7) MRI 检查：有助于发现锁骨上区是否存在肿瘤及有否纤维束带压迫血管神经，但也有人对此持不同意见，认为 MRI 并不能发现压迫臂丛神经的纤维束带。

胸廓出口综合征如何诊断

根据病史、局部体检、胸部和颈椎 X 线摄片和尺神经传导速度测定，进行全面的综合分析，一般可以明确诊断胸廓出口综合征。

胸廓出口综合征需与哪些疾病鉴别诊断

胸廓出口综合征的鉴别诊断应考虑颈椎疾病、臂丛或上肢周围神经疾病，血管疾病，心、肺、纵隔疾病。疑有心绞痛病例需作心电图和选择性冠状动脉造影术。颈椎病亦可出现上肢疼痛，无力，感觉异常，但颈椎病患者颈部常有压痛，压头试验及臂丛神经牵拉试验常为阳性。X线片有颈椎骨刺增生，椎间隙变窄，钩椎关节改变等退行性变的表现，CT及MRI可显示椎间盘变性及神经根、脊髓受压。肘管综合征为尺神经在肘管内受压所产生的临床综合征，表现为手无力，患肢手部尺侧感觉异常，小鱼际及骨间肌萎缩，爪形手，与本病主要累及尺神经所产生的临床表现相似，但前者无肩部症状，不波及正中神经，体征局限于肘部以下，Adson征、Wright征、Roos征(即患者双上臂抬起，前臂屈曲90°，肩外展外旋，交替握拳与松开，若3分钟内一侧产生疼痛或不适而被迫下垂为阳性)等特殊试验阴性。腕管综合征为正中神经在腕管内受压所致，主要表现为手部桡侧2/3及桡侧3个半手指的感觉障碍，拇指对掌功能障碍，通过临床症状及检查，不难鉴别。

胸廓出口综合征的治疗措施有哪些

可分为保守治疗和手术治疗两种。

1. 保守治疗

适用于症状轻和初发患者，如患者症状轻，无神经损伤症状可采用保守治疗。其目标是增加胸廓出口处的空间，恢复颈肩部肌肉的平衡。首先要对疾病进行说明并作生活指导以消除患者的不安，避免做使症状恶化的动作（如持重或上肢上举等）；其次需通过体态训练纠正患者的不良姿势（如避免长时间的伏案工作，用橡皮带悬吊患肢等），不良姿势的改善可使肋锁间隙扩大及臂丛神经松弛；最后还应进行肩胛带周围肌肉的强化训练，以提高肌肉的持久力。另外，同时可应用热疗法、口服神经营养药、颈部痛点局封等方法。保守治疗后大部分患者症状可得到改善。Landry 等报道了 78%的患者保守治疗后可以重新工作，和手术治疗效果无明显差别。因此多数学者提倡对早期胸廓出口综合征（TOS）患者行保守治疗，但 Novotny 等认为由于保守治疗时间较长，很多患者没有时间或没有良好的治疗条件，所以 TOS 一旦确诊就应早期手术。保守治疗的具体方法有：

（1）左或右锁骨上窝压痛区注射 1%普鲁卡因 5 ml 加氢化可的松 1 ml 注入局部肌内，每周 1 次，3～5 次为 1 个疗程。局部肌肉有劳损史者效果明显。

（2）口服地塞米松、泼尼松和消炎痛等药物。

（3）理疗：锁骨上窝采用透热疗法或碘离子透入。

（4）肩带肌肉锻炼的体疗和颈部牵引等。

2. 手术治疗

适用于经过 1～3 个月非手术治疗后症状无改善甚至加重，尺神经传导速度经过胸廓出口低于 60 m/s 者；血管造影显示锁骨下动脉和静脉明显狭窄受阻者；局部剧痛或静脉受压症状显著者。

胸廓出口综合征手术治疗的原则是什么

手术原则是解除对血管神经束的骨性剪刀样压迫，必须截除第1肋骨全长和解除有关压迫因素，使臂丛和锁骨下动脉下移而又不产生畸形并发症。

胸廓出口综合征手术治疗有哪几种方法

（1）腋下途径：全麻或高位硬膜外麻醉，斜卧位，患肢抬高45°，抬举上肢后在腋毛下缘第3肋骨水平作长6～7 cm横行切口。在胸大肌和背阔肌间解剖至胸廓，在筋膜下向上分离至腋窝顶部。在第1肋骨上缘见到神经血管束。抬举上肢使血管神经束离开第1肋骨，切断前斜角肌，切除第1肋骨和骨膜，前端至肋软骨，后端至横突，术毕检查骨残端有无压迫臂丛。此手术创伤较小，出血较少，但显露差，易造成第1肋骨切除不彻底。

（2）肩胛旁途径：全麻下侧卧位，患肢向上90°。切口起自高位肩胛骨旁区，沿肩胛骨内方向下绕向腋部。切断背阔肌、菱形肌和前锯肌。将肩胛骨向上向外撑开，切断中斜角肌纤维，显露第1肋骨。切除第2肋骨后段，增加对第1肋骨显露而对第2肋间神经起减压作用。对颈椎侧凸或圆锥胸也起到扩大胸顶空隙作用。切断第1斜角肌和第1肋骨全长，而对骨性异常如颈肋、椎体横突过长及异常纤维束带等均应切除，此手术切口较大，术毕时需仔细止血防止血肿后机化粘连。此切口能满足截除第1肋骨和解除有关压迫因素，适用于再次手术患者。缺点是创伤较大，出血较多。手术并发症有损伤胸膜引起气胸，术中牵拉臂丛引起手臂麻木无力或术后血肿的感染。术后有90%以上的病例症状消失。

(3) 切除动脉瘤：锁骨下动脉瘤处于一个不易到达的部位，显露较困难。切口选择应根据病因、瘤体大小和部位而定。一般而言，锁骨下动脉第二、第三部的动脉瘤，可通过锁骨上横切口显露；但对第一部的动脉瘤，必须加作切口或另作切口，否则无法获得良好的近端控制。右侧者须作胸骨正中劈开切口。左侧者可作胸部后外侧第4肋间或前胸第3肋间切口。数例手术系采取颈胸联合切口。其法将颈部切口在内侧向下弯转，经胸骨柄至第2肋间平面再转向外侧，劈开胸骨柄至第2肋间平面，由该肋间进胸。常须再切断锁骨中部，将整块组织向外翻转，显露动脉瘤及其近、远端动脉。

动脉瘤切除后，极力争取重建。视方便用人造血管或大隐静脉均可，注意保留椎动脉；如其已受瘤体牵累，可在切断后再植；如术前造影证明对侧椎动脉灌注为主，则患侧椎动脉不必重建。Dougherty等1995年报道的1例手术，切除第一部锁骨下动脉瘤后，远段动脉与左侧颈总动脉作端侧吻合，免除了移植物的应用，效果良好。Dougherty并认为肩锁部侧支循环丰富，动脉瘤切除后单纯结扎而不加重建，也不致发生严重后果。他提出对于锁骨下动脉瘤，重建仅是一个次要追求的概念，对此仅供读者参考。据报道和多组病例综合统计，锁骨下动脉瘤单纯结扎瘤体近、远端者，75%患者无循环障碍，25%患者有"跛行(claudication)"表现，意为有上肢功能障碍。3 例手术中，有 1 例作近、远端动脉结扎，切开瘤体，囊内缝扎各分支开口，未作重建。术后无任何动脉灌注不足的表现。

胸廓出口综合征手术治疗效果怎样

如果胸廓出口综合征(TOS)患者症状过于严重，无法忍受保守治疗或者保守治疗失败，则可进行手术松解。手术方法包括颈肋切除、第一肋切除、前中斜角肌切除、斜角肌切除合并肋骨切除等。手术路径有经腋、锁骨上、锁骨下、经胸或联合切口，根据医师的习惯选择。Christian 等认为切除颈肋时可通过锁骨上途径，因为该途径比较方便。而第一肋切除时可采取经腋窝进路，术后患者恢复快且并发症少。各种手术方法的效果仍存在争议，Roos 在 1966 年介绍的经腋路第一肋切除术还是应用最广泛的手术方法。但 Mackinnon 等则倾向于采用经锁骨上入路，因为不但便于松解斜角肌，而且切除第一肋时可以清楚地暴露臂丛下干和 C_8T_1 神经根，使其得到有效的保护，过长的颈$_7$ 横突也可以方便的切除。而 Ernesto 则认为经腋或锁骨上第一肋切除时往往不能彻底切除第一肋，因此他们设计了一种新的手术路径，在经腋入路的基础上联合肩胛后小切口，不但可以避免损伤胸廓出口处的其他重要结构，亦可完整切除第一肋。陈德松等从影响美观的角度出发设计了颈根部沿颈横纹的小切口，长度不超过 5 cm。通过该切口可以顺利切断前中小斜角肌，同样达到手术操作的要求，而对患者的美观影响却很小。但在该小切口作颈肋或第一肋切除则难度很大。

血管型 TOS 尽管不多，但多数需行手术松解。静脉型 TOS 血栓形成可局部取栓，早期切除第一肋、前斜角肌和肋锁韧带，术后无需长期抗凝。动脉性 TOS 也应切除第一肋，发生栓塞或动脉瘤形成时可行动脉旁路术。对有灼性神经痛者可联合交感神经切断术。由于手术只是解除了神经的压迫，对颈肩胛区的肌肉失衡无改善，所以大多数患者术后需行肩胛带肌群力量练习，以恢复颈肩胛区肌肉的平衡。手术松解后多数患者可取得较好效果。Sanders 等回顾了 TOS 患者手术治疗的效果，认为斜角肌切除、经腋第一肋切除、锁骨上第一肋切除效果相似，早期效果可达 90%，15 年后仍有 65%患者保持了良好的效果。Fulford 等报道了 61 例患者经手术治疗后随访 6 个月 91.5%的患者症状改善，其中 61.5%的患者症状完全消失。随访 4 年后 74%的患者症状改善，其中 58%的患者症状消失。

影响手术效果的因素众多。Axelrod 等总结了 170 例因臂丛受压导致症状的患者手术治疗效果，他发现严重抑郁、未婚、高中以下学历均与手术失败有关，而手术效果与症状的持续时间、术前检查结果、年龄、性别及工作种类无关。心理和社会经济特点也可能影响手术治疗的成功率。因此在行手术治疗时应选择合适的病例。

胸廓出口综合征手术治疗的术后并发症有哪些

(1) 伤口渗血;

(2) 气胸;

(3) 乳糜漏和淋巴积液;

(4) 术后颈部不稳。

胸廓出口综合征患者如何护理

(1) 心理护理:由于患者病程长,且术前因误诊或进行保守治疗效果差,因此,患者难免有恐惧、紧张、焦虑等情绪,或者对手术及术后有顾虑。故术前应针对患者的病情,施行手术的必要性、危险性,可能发生的并发症,术后恢复过程和预后,以及清醒状态下施行因体位造成的不适等,予以耐心解释,取得信任和配合,使患者能以积极的心态接受手术和术后治疗。值得重视的是,术后2天内患者自觉症状明显缓解、肌力增强、感觉恢复。但由于手术导致的创伤反应,术后局部出现水肿,肿胀的组织则对神经和血管产生压迫,于术后3~7天会重新出现术前症状甚至加重,一般术后2周水肿方可逐渐消退,症状逐渐缓解。因而在创伤反应阶段,患者对手术疗效产生怀疑,出现焦虑、消极情绪。另外,约30%患者术后还需进行不同的辅助治疗,如局部封闭、理疗、肩带肌肉锻炼的体疗和颈部牵引等。所以再次向患者阐明术后症状出现反复的原因，充分调动其主观能动性，配合整个治疗过程顺利进行显得异常重要。

(2) 康复护理：臂丛神经卡压后依据受压部位的不同所表现的症状各异。如压迫上臂丛神经主要表现为肩外展和屈肘功能障碍，压迫下臂丛神经主要表现为手指不能伸屈，而肩、肘、腕关节活动基本正常，全臂丛神经压迫表现为上肢呈迟缓性麻痹，关节主动活动功能丧失。神经不仅支配肌肉组织的运动，还对肌肉组织有营养作用。因此，神经卡压后会不同程度地引起所支配肌肉的萎缩，从而使肌力减退，若压迫因素持续存在，则肌肉最终会纤维化而失去收缩功能。胸廓出口综合征的患者一般病程较长，伴有上肢肌肉萎缩。手术松解去除了压迫因素，但欲恢复肌力还需进行术后功能锻炼。术后的功能锻炼应根据压迫臂丛神经的不同部位制订不同的训练方案，指导患者术后进行早期肢体功能锻炼，目前主张术后第2天即可进行。有条件者可在康复师的指导下循序渐进。抗阻力运动训练是加速肌力恢复、促进肢体功能恢复的有效方法。如压迫上臂丛以训练肩外展上举和屈肘功能为主，压迫下臂丛主要训练手指的屈伸、内收、外展及对指对掌等，全臂丛神经压迫还需加强屈、伸肘及腕关节的背伸与掌屈活动，部分患者术后症状反复出现，可辅助物理疗法如电疗法，超声波疗法等。也可使用消炎剂，肌肉松弛剂等改善患者症状，以达到加速局部组织血液循环、疏通经络，缓解疼痛、恢复肌力的目的。

胸廓出口综合征的预防措施有哪些

避免用肩扛重物,因这样会压迫锁骨,且增加在胸出口上的压力。也可以做一些简单的练习操使肩部肌肉强壮。下面介绍 4 种练习操,可根据个人身体状况,适当练习,每日每种练习各做 10 次,重复 2 次。

(1) 在角落伸展: 站在角落里,大约离墙 0.3 m(1 英尺),两手放在两面墙壁上。身体向角落靠,感觉到脖子有牵拉为止,坚持 5 秒钟。

(2) 脖子伸展: 左手放在后脑勺上,右手放在背后。用左手将头部向左肩靠,右边脖子有牵拉感为止,坚持 5 秒钟。换手再向相反的方向练习。

(3) 肩关节活动训练: 耸肩,然后向后、向下运动,类似肩关节做圆弧形运动。

(4) 脖子收缩: 向上笔直地昂起头,保持下颚位置,坚持 5 秒钟。

乳糜胸

什么是乳糜胸

乳糜胸(胸导管损伤或淋巴管扩张)是不同原因导致

胸导管破裂或阻塞，使乳糜液溢入胸腔所致。胸导管为体内最大的淋巴管，全长为 30～40 cm。分两部分，一为原发病表现；一为乳糜胸本身症状。创伤性胸导管破裂，乳糜液溢出迅速，可产生压迫症状。乳糜胸起源于腹腔内第 1 腰椎前方的乳糜池，向上经主动脉裂孔穿越横膈而入纵隔，再沿椎体右前方及食管后方上行，于第 5 胸椎处跨椎体斜向左上，在椎体及食管左侧上行至颈部，经颈动脉鞘后方跨过锁骨下动脉返行并注入左静脉角。

乳糜胸的发病情况如何

乳糜胸于 1633 年 Bartolet 首次报道，随着胸腔手术的增加，发病率逐年上升，本病男性多于女性。世界上心胸外科术后乳糜胸的发病率为 0.2%～1%，病死亡约为 10%。

乳糜胸的致病原因有哪些

乳糜胸是由于胸导管堵塞或破裂引起乳糜液积聚于胸腔，其原因有多种，以损伤、结核、丝虫病、肿瘤引起的最为常见。大致可分为三大类：

（1）外伤性：胸部外伤或者胸内手术如食管、主动脉、纵隔或心脏手术可能引起胸导管或其分支的损伤，使乳糜液外溢入胸膜腔。有时脊柱过度伸展也可导致胸导管破损。创伤性乳糜胸又可分为医源性、非医源性、自发性三类，以外伤性和医源性损伤较常见。

（2）梗阻性：胸腔内肿瘤如淋巴肉瘤、肺癌或食管癌压迫胸导管发生梗塞，梗阻胸导管的近端因过度扩张，压力升高，使胸导管或其侧支系统破裂。丝虫病引起的胸导管阻塞目前甚为罕见。

（3）其他原因引起的乳糜胸甚为少见，纵隔或肺淋巴管的先天性异常，偶尔见于新生儿的乳糜胸病例。极少数肝硬化门静脉高压病例，因血栓或其他原因产生身体上部大静脉梗阻或者肺淋巴血管瘤引起胸膜下淋巴液的渗出，可能造成一侧或双侧乳糜胸。

乳糜胸的发病机制是什么

当胸导管受压或堵塞时，管内压力增高致导管或其在纵隔内分支破裂，乳糜液反流、溢出而进入纵隔，继之穿破纵隔进入胸腔，形成乳糜性胸腔积液。也有可能因胸导管压力高，发生肺内及肋间淋巴管的扩张、反流，乳糜液不经纵隔而直接漏入胸腔，由于解剖上的原因，阻塞或压迫发生在第 5 胸椎以下时，仅出现右侧乳糜胸，在第 5 胸椎以上时，则出现双侧乳糜胸。

乳糜液产生的量受哪些因素影响

胸导管损伤后渗入胸膜腔内乳糜液数量多少不一，小则每日 100～200 ml，多则每日可达 3 000～4 000 ml，这主要决定于胸导管破口的大小、胸膜腔内的负压、静脉输液量及其速度与摄入食物的性质。

乳糜胸的临床表现有哪些

临床表现：分两部分，一是原发病表现；一是乳糜胸本身症状。创伤性胸导管破裂，乳糜液溢出迅速，可产生压迫症状，如气促、呼吸困难、纵隔移位等。由疾病引起者少有症状。可因脂肪、蛋白、电解质丢失过多而营养不良，或因 T 淋巴细胞丢失过多而出现免疫功能缺陷。

(1) 大量乳糜胸可出现胸闷、气促，尤以活动量大或进食较多脂肪性食物时明显。

(2) 少量乳糜性胸腔积液时可无阳性体征；量多时患侧呼吸运动减弱，叩诊浊音，呼吸音减弱或消失。

乳糜胸的主要并发症有哪些

乳糜胸的主要并发症有营养不良、脓胸和免疫缺陷等。

乳糜胸的实验室检查有哪些

(1) 胸腔积液外观：50%呈牛奶状，12%呈浆液性或浆液血性，放置后上层有油状薄膜，离心沉淀后仍浑浊。

(2) 胸腔积液检查：胸液三酰甘油（甘油三酯）测定常 > 2.75 mmol/L，且高于血浆含量，胆固醇/三酰甘油 < 1.0。

(3) 其他辅助检查：X 线检查：平片多呈现中量、大量积液影像；可通过 CT 片观察肺、纵隔、胸膜原发及转移性肿瘤；淋巴管造影可用来明确胸导管的部位和其破口的部位。

乳糜胸的诊断依据有哪些

（1）胸闷、气促。

（2）有胸腔积液的体征，X线胸片提示胸腔积液。

（3）胸腔穿刺可抽出乳白色的液体，乳糜定性阳性。

乳糜胸的治疗原则有哪些

（1）治疗原发病。

（2）低脂饮食。

（3）静脉补充脂肪乳、白蛋白等。

（4）胸腔穿刺抽液或行胸腔闭式引流。

（5）经内科治疗无效者可行手术治疗。

乳糜胸的药物治疗原则有哪些

（1）因结核引起的乳糜胸，可选常规的抗结核药物。

（2）由丝虫肉芽肿引起的乳糜胸，可选用抗丝虫病药物和呋喃嘧酮等。

乳糜胸的治疗方法有哪些

乳糜胸一旦确诊，应立即采取禁食、输血、静脉补液、高营养支持，胸腔穿刺或闭式引流可使肺完全膨胀。恶性肿瘤引起者应以放射治疗肿瘤。1/2 患者可通过保守治疗，而另 1/2 患者需要手术。

乳糜胸的保守治疗方法有哪些

(1) 禁食、静脉补液、高营养支持，行胸腔闭式引流术。

(2) 运用生长抑素，抑制乳糜产生。

(3) 胸腔内注射胸膜粘连剂，促进胸膜粘连，以封闭胸导管瘘口。

(4) 治疗成功后，逐步恢复正常饮食。

乳糜胸的手术适应证有哪些

手术适应证：发病急且由创伤引起；胸液进行性增加，引流后未见减少；一般情况尚好，非恶性肿瘤侵犯引起的；保守治疗无效的，应给予积极手术治疗。

乳糜胸的术前准备如何进行

术前准备：术前充分纠正营养不良和电解质紊乱，给予输血、高蛋白，控制呼吸道感染，术前 3～4 小时给予高脂肪饮食，有助术中找寻胸导管和其破损部位。

乳糜胸的手术治疗步骤如何

（1）麻醉：气管插管静脉复合麻醉。

（2）卧位：常取左卧位、右侧手术，也可做左侧手术。

（3）经右胸结扎胸导管：右后外侧切口经第 5 或 6 肋间进胸，吸净胸内积液，将肺推向前方，暴露后纵隔，在奇静脉于主动脉之间寻找白色半透明 4～5 mm 粗的胸导管，在破损两端用粗线双重结扎，然后用纱布吸干积液，仔细观察有无如白色液体漏出。

（4）经左胸结扎胸导管：在主动脉上方切开纵隔胸膜，在锁骨下动脉后方找出胸导管，双重结扎，如破损在主动脉弓下，则按右进胸方法，在奇静脉和主动脉之间寻找胸导管，并予结扎。

什么是创伤性乳糜胸

创伤性乳糜胸是胸心外科一种少见的并发症，手术治疗时均可能涉及胸导管，引起损伤，如得不到及时的诊断和有效治疗，往往因大量体液丧失及胸腔大量积液，造成水电解质失衡，低蛋白血症，甚至全身衰竭而危及生命。

创伤性乳糜胸的病因有哪些

食管癌术后发生创伤性乳糜胸主要是病变位于中段

或中上段，在主动脉弓后或弓下，肿瘤组织大，与周围组织粘连浸润，涉及胸导管的走行路线，在手术游离肿瘤过程中，胸导管被损伤。因此，凡是涉及胸导管走行的胸部手术，如肺癌、纵隔肿瘤、隆凸肿瘤、胸外伤、食管、心包及膈肌疾病的手术，都可能引起损伤。创伤性乳糜胸的病因是各种各样的，应辨别是主干损伤，还是分支损伤，以便采用不同的方法处理。

创伤性乳糜胸如何诊断

创伤性乳糜胸的诊断并不困难，在胸部创伤或胸、心血管手术后如有胸膜腔大量积液或胸腔引流量 24 小时超过 1 000 ml，若能排除活动性出血则应考虑创伤性乳糜胸的可能。开始胸腔积液因带血而呈血性，逐渐变为橘红或淡黄胶冻样，显微镜下检查可见多数脂肪小滴，乳糜试验阳性。如胸腔积液中胆固醇和三酰甘油（甘油三酯）的含量高于血液，可确诊。并认为淋巴管造影是一种有价值的诊断方法，能明确破裂或梗阻部位，有利于手术的顺利完成。

创伤性乳糜胸如何治疗

所有病例术前先给予营养支持，非手术治疗 7～10 天未见乳糜液减少而转手术治疗。手术前 2 小时给患者鼻饲牛奶 200 ml 加香油 30～15 ml，以利充盈胸导管，便于术中发现胸导管破损口。所有病例均采用右剖胸后外侧切口，经第 7 肋间进胸，在膈上 5 cm 处，奇静脉与胸主动脉之间找到胸导管，双重结扎。术后引流 3～5 天。

创伤性乳糜胸治疗的策略是什么

创伤性乳糜胸是十分严重和较难处理的并发症之一。由于乳糜液中含有大量离子、脂肪和蛋白质等维持生命所必需的物质，所以乳糜胸可引起患者贫血、低蛋白、脂肪吸收障碍、水电解质失衡、全身衰竭和抗感染能力低下。乳糜胸可引起外周血淋巴细胞减少，从而引起细胞介导的免疫和激素反应的损害。因此要给予低脂肪、高蛋白质饮食，输血、血浆，输液纠正贫血、低蛋白、水电解质失衡等。胸腔穿刺抽液或闭式引流排液，解除心脏压迫症状。一般 24 小时内胸腔引流量在 500 ml 以下，宜采用内科治疗；每日胸腔引流量在 500～1 000 ml 者，可观察 3～5 天，若引流量逐渐减少可继续内科治疗；对于每日胸腔引流量在 1 000 ml 以上者宜采用外科手术治疗。

食管中段癌、食管中上段癌及纵隔肿瘤术后出现乳糜胸，多为胸导管主干损伤，胸腔引流量大，宜积极外科手术治疗。因为食管癌患者左剖胸术后胸腔胃影响结扎胸导管，对胸腔胃牵拉多可能造成吻合口瘘，手术宜采用右侧剖胸切口，此外，右剖胸时胸导管位置固定，容易找到胸导管。近年来，因胸腔镜手术创伤小、术后并发症少，而在术后乳糜胸的治疗中获得了成功。

关于术中预防性结扎胸导管的观点有哪些

预防性结扎胸导管的价值和争议：术中在胸导管走行部位分离时，如见有清亮液体渗出，应高度怀疑胸导管破裂的可能。如能发现胸导管破裂处应行结扎。因食管癌外侵或淋巴结转移引起粘连，在靠近胸导管分离时宜先结扎后切割来操作。尤其是主动脉弓处的肿块。建议术中可疑处宜少用电刀，改用结扎。有学者认为，凡是涉及胸导管主干径路的肿瘤切除术，均应预防性结扎胸导管为妥；也有学者认为，术中预防性结扎和未结扎胸导管术后乳糜胸发生率无差别，曾有病例报道，因预防性结扎胸导管致术后乳糜心包填塞死亡者，以及术后仍并发乳糜胸者。因此，我们认为只有明确胸导管损伤或高度怀疑时才考虑预防性结扎胸导管。

乳糜胸患者进食宜忌有哪些

宜：未加油脂的主食及点心、脱脂牛奶、咖啡、茶、果汁饮料、水果、蔬菜、豆制品、蛋清、蛋黄（每周不超过 3 个）、精瘦肉、鱼、禽类（用量每日不超过 150 克）、烹调用油以中链三酰甘油（甘油三酯）为好。

忌：全脂乳、肥肉、鹅、鸭、加了油脂的蛋糕。

手汗症

什么是手汗症

手汗症为相当常见的一种原因不明的功能性局部异常多汗。手汗症是多汗症的一种。因为人种上的特异性，生长在亚热带地区的年轻人，特别容易有此毛病。汗腺的分泌是经由交感神经所控制的，而手汗症即是因不明原因的交感神经过度紧张，例如紧张、兴奋、压力或夏天高温造成手掌排汗异常增加所致。在中国台湾，调查10～30岁的青年，约有0.3%的发生率，即大约3 000名青年中，就有1人患有相当明显的手掌多汗，不分男女都有可能，而其家族史则高达13%（有家族遗传性）。大部分自孩童就罹患手汗，到青春期更严重。手汗症患者除了手汗之外，都健康正常，大多数还并有足底多汗或腋下多汗，少数患者尚并有狐臭症（严重患者可以考虑激光或手术治疗）。

什么是多汗症

常见的是手部多汗、腋部多汗、脚部多汗和头面部多汗，是由于交感神经过度兴奋引起汗腺过多分泌的一种疾病。交感神经支配全身的出汗。正常情况下交感神经通过控制出汗散热来调节人体的体温。但是多汗症患者的出汗完全失去了正常的控制。这种疾病有12%的人有遗传倾向。是一种先天性的疾病。

手汗症、多汗症和颜面潮红患者最为常见。多汗症患者无论炎夏酷暑，还是天寒地冻，手掌、足底及腋下总是多汗、湿冷，有时还呈滴珠状出汗，情绪紧张时更为严重。常常在写字时把纸张浸湿，打字时把键盘滴湿，更不敢与别人握手。“头汗症”和“颜面潮红”的患者在人多的场合、在开会做报告的时候、在遇见陌生人、在遇见熟人领导时、在紧张激动时、在运动时、在遇见异性时、在谈论敏感话题时、有时莫名奇妙地也会出现满头大汗，满脸涨红发热。

这些虽然不是什么严重的疾病，但是多汗和(或)脸红使患者每日处在无奈、焦躁或恐慌之中，给患者的工作、社交和生活带来极大的不便，严重影响患者的自信心。患者心理痛苦极大，常人难以理解。对多汗症，头汗症，颜面潮红(赤面恐怖)非手术治疗疗效甚微，长期以来一直是属于疑难杂症。

手汗症和多汗症的症状有哪些

手汗症和多汗症是交感神经过度亢奋，但往往因此症状造成学习，工作或社交的困扰，而就医治疗。有多汗倾向的人手掌大多时候都是湿答答的，而长期潮湿的手部常会造成容易脱皮，更是有碍观瞻。学龄期青少年常因过量手汗将考卷弄湿而影响考试，经常是试卷未写就已经湿了。青少年不敢与人牵手，连握手都成问题。严重时手掌甚至会出现湿疹皮肤炎的症状。成年后,也造成他们在工作上与社交活动上的不便。多汗症的患者常合并有手及脚出汗的现象,而病者所流出的汗液通常没有异味,情况有异于狐臭病患者。而狐臭(腋下多汗异味症)的人,则与遗传体质有关,主要是腋下皮脂腺发达,发生的机会比手汗症高,造成的困扰也比较普遍。像是衣服总有洗不去的黄渍,也不敢穿无袖上衣,最重要的是在与人接近时,多了莫名的心理负担与畏惧。

手汗症的治疗方法有哪些

手汗症的治疗分内科及外科两种方法。

(1) 内科药物治疗:内科方面使用的抑制交感神经系统的药物,常会有口干舌燥或肠胃障碍等不良反应发生,使人不敢长期服用。而局部涂抹的药剂也因时效有限,需要时常补抹,并非很方便的方法。

(2) 因为内科方法均有其有限性,故外科治疗便成为势之所趋了。外科手术治疗控制手部汗腺的交感神经位于胸椎的第二及第三节,也就是大约位于乳头连线再高一点的背部脊椎的两侧,只要将这两节的交感神经切断,就可以达到手部不流汗的目的。传统的手术方式是从背部中央切入,又把肋骨与脊椎相接处的骨头剪开,把两侧第二、第三交感神经节切除。因手术的时间需2~3小时,术后有一 5~7 cm 的伤口,比较痛,相对复原需较长的时间,需住院 3~5 天。另外也有可能造成气胸(肺部漏气使得肺部无法呼吸,是一种有生命危险的后遗症），目前多半已由电视内视镜进行交感神经切除术所取代。此手术伤口小，不须缝合，手术过程只需不到半小时，等到麻醉恢复后，当日即可复原回家休息，且手术的成功率可高达 98%。

何谓胸腔镜胸下交感神经链切断术

胸腔镜胸交感神经链切断术治疗这些病症，仅需在每侧腋下切 2 个直径小于 1 cm 的微小切口，不开胸，即可完成手术。其切口微小、痛苦小、瘢痕小不影响美观，一般术后 2 天左右出院，绝大多数患者术后症状立刻消失。治愈率高，恢复正常工作生活快。患者几年、几十年的痛苦立刻消失，患者的自信心迅速增加，很快就能融于正常的社会生活、人际交往和工作之中。心理测量研究，发现术后患者的心理健康水平也有显著的改善。治疗的成功率高达 95%～99%。

手术治疗手汗症的常见并发症有哪些

（1）代偿性出汗：手汗没了，但从身体其他部位代偿性出汗。

（2）气胸。

（3）血胸。

（4）皮下气肿：皮下组织有气体积聚。

（5）复发。

（6）疼痛。

（7）颜面出汗受阻。

心脏和大血管损伤

为什么吃东西时有时会损伤到主动脉？损伤后有什么危害

食管有3个生理性狭窄。第一个生理性狭窄即食管入口处，为环咽肌收缩所致。第二个生理性狭窄位于支气管与主动脉弓交叉处，为两者横跨压迫所致。第三个生理性狭窄位于横膈食管裂孔处，受膈脚压迫而成。第二个生理性狭窄是吞咽硬物时梗阻的好发部位，食管蠕动时受阻的骨片、鱼刺可刺破食管壁伤及主动脉。当通过胃镜取出硬物时，常常会发生主动脉受损部位出血，需要紧急开胸修补主动脉。如果硬物取出时间晚，常导致主动脉损伤部位感染，此时单纯的主动脉修补往往不能解决问题，需要将感染段主动脉切除并植入一段人造血管。

胸部穿透性伤和钝性伤均可致心脏大血管损伤，无论平时和战时都不少见。绝大多数患者在到达医院前死亡，随着急救医疗系统和交通运输的发展，得以送达医院者的比例也在增加，若能及时进行抢救，生存率仍很高。因此，认真探讨其病因病理，熟练掌握诊断和急救方法，对提高诊断率和治愈率，十分重要。

什么是穿透性心脏损伤

心脏穿透伤约占住院胸部伤总数的2.8%～12%，可为枪弹伤、弹片伤或刀、剪等锐器刺伤，此外尚有介入性诊断和治疗技术操作所引起的医源性损伤。心脏各部位均可受伤，但损伤率与各心腔在前胸壁暴露范围有关，Glinz综合分析657例心脏穿透伤各损伤部位如下：右心室为47%，左心室为34%，右心房为14%，左心房为5%。损伤程度可为单纯心包伤（很少，仅约8%），心壁表浅裂伤、穿入或贯通一个心腔，穿过间隔伤及两个心腔，以及较为罕见的心内结构、传导束和冠状动脉损伤。

心脏穿透伤的病理和临床表现有哪些

心脏穿透伤的病理和临床表现，一方面取决于受伤机制，即穿透物的性质、大小和速度。例如，火器伤所致者80%以上现场死亡，而刀刺伤约半数仍可到达医院。另一方面，主要取决于损伤的部位、伤口的大小及心包裂口的情况。

（1）心包裂口足够大时，心脏的出血可通畅流出体外或流入胸腔、纵隔或腹腔，心包内积血（血心包）量不多，临床上伤者主要表现为失血性休克，甚至迅速死亡。

（2）心包裂口小、或被周围组织（如心包外脂肪、肺等)或血块所堵塞,心脏出血可引起急性心包填塞,使心脏舒张受限,腔静脉回心血流受阻和心排出量减少。

(3)枪弹伤引起的心包裂口较大,主要表现为失血性休克,而刀刺伤的心包裂口容易被堵塞,80%～90%发生心包填塞。心包填塞有利于减少心脏出血,患者生存机会反而较有出血但无心包填塞者为多,然而,如不及时解除,则很快导致循环衰竭。

(4)当心脏伤口很小时可自行闭合而停止出血。左心室壁伤口容易自行封闭,心包填塞的发生率较右心室为低(约为 42.9%:92.7%)。偶有伤后数天或数周发生迟发性心包填塞的可能性。

(5)心房壁较薄,伤口不易自然止血,危害可能比心室损伤更为严重。

心脏损伤危险区的部位在哪里

仔细了解致伤物和伤道,对心脏穿透伤的诊断很有帮助。"心脏损伤危险区"上界自锁骨,下界至肋弓,两侧为锁骨中线。凡在此危险区内和剑突下的穿透伤均应想到可能致心脏损伤,颈根部、左季肋部和腋、后胸部的枪弹伤亦可能引起心脏损伤。

如何初步判断失血性休克和心包填塞

休克可因大量失血抑或心包填塞所致,或者两者兼有，不易鉴别。一般来说，失血性休克出现较早且逐渐加重，而心包填塞所致心源性休克出现稍迟，伤道无明显出血，胸腔积血量不大，难以用失血性休克解释。

贝克三联症有何临床意义

贝克(Beck)三联症对于迅速诊断出心包填塞至关重要。Beck 三联症(心音遥远、血压下降，静脉压升高超过 15 cmH_2O)和心包穿刺阳性具有确诊价值。但是，许多因素如患者躁动、深度休克、血气胸和测压导管尖端位置不当等，均可影响中心静脉压的准确性。失血常使中心静脉压不高，颈静脉怒张不显著，但这时少量心包积血和血块也足以引起心包填塞。仅有 1/3～1/2 的伤员具有典型的 Beck 三联症。奇脉的存在有助于诊断，但也同静脉压一样易受一些因素的影响。剑突旁心包穿刺为重要诊断手段，同时还是心包腔减压的急救措施，但可出现假阳性或假阴性结果。休克程度与估计失血量不符、或经足量输血而无迅速反应、或低血压经扩容后迅速改善但不久再度出现甚至发生心跳骤停者，均应高度怀疑心包填塞。

X 线检查对心脏穿透伤的诊断的价值如何

X 线检查对心脏穿透伤的诊断帮助不大，但胸片能显示有无血胸、气胸、金属异物或其他脏器合并伤。胸片上有心包气液平面具有诊断意义。对于急性心包填塞，不能依靠床旁胸片上有无心影扩大，纵隔增宽、心腰平直以及透视下搏动减弱来诊断，超声心动图对心包填塞和心脏异物的诊断帮助较大，且能估计心包积血量。但应十分注意，且不能因做过多的检查而延误抢救时间。

急诊室的心脏穿透伤伤员可分为哪几类

初到急诊室的心脏穿透伤伤员可分为 4 类：

(1) 死亡：入院前已无生命体征。

(2) 临床死亡：送院途中有生命体征，入院时无生命体征。

(3) 濒死：半昏迷、脉细、测不到血压、叹息呼吸。

(4) 重度休克：动脉收缩压小于 10.7 kPa (80 mmHg)，神志尚清。

第一类已无力救活，第二、三类需立即开胸复苏，第四类可先扩容再开胸，如情况不改善也必须立即开胸复苏。

心脏穿透伤伤员急救和复苏措施有哪些

急救和复苏措施包括：

(1) 迅速气管内插管，机械通气。

(2) 建立大口径静脉快速扩容通道，可用套管针穿刺几处大静脉,快速静脉输血补液 1 000~3 000 ml,以提高心脏充盈压。

(3) 同时建立中心静脉压测量装置。

(4) 如有血气胸,予以闭式引流。

(5) 疑有心包填塞者立即行心包穿刺,诊断并解压,即使抽出 30 ml 积血就能显著使心包腔减压,病情立即改善,血压可由测不到转而能测到,神志可由不清转而清醒。最好用塑料套管针穿刺,抽出血液后可将塑料管保留直至手术。

(6) 若心包穿刺未抽出血液,临床上又高度怀疑心包填塞,可紧急在局麻下进行心包开窗探查术;于剑突处做一正中切口,切开白线,切除剑突并切断膈肌止点,沿胸骨后用手指向两侧推开胸膜,用两个甲状腺拉钩将切口上端向左右及上方牵拉,显露心包并做"⊥"形切开或开一小窗,以手指探查心包腔,放入减压引流管。

(6) 已经心脏停止搏动者需行开胸心脏复苏,胸外按压不仅无效,且能加重出血和心包填塞。

简述心脏穿透伤均应手术修补术前准备及注意事项

(1) 心脏穿透伤均应手术修补。

(2) 术前准备以快速大量输血为主,适量给予多巴胺和异丙肾上腺素以增强心肌收缩力。手术宜在全麻气管插管下进行,浅麻醉,充分给氧。

(3) 注意刺入心脏并仍留在胸壁上的致伤物(如尖

刀等异物)在开胸手术前不宜拔除。

(4) 急诊室开胸复苏、修补及损伤控制：对已经心跳停止和昏迷者，可用局麻或不用麻醉。左前外侧经第 4 肋间开胸较为常用，必要时可横断胸骨。如伤道在右侧，则可经右前外侧切口开胸。如疑有大血管损伤或心内结构损伤等情况，很难进行手法复苏及控制出血，需要迅速准备建立体外循环手术者，可采用前胸正中切口。如为胸腹联合伤，可先经胸正中切口修复心脏后，再向下延长切口开腹，处理腹腔内合并伤。

(5) 切开心包之前应做好准备，如自体输血、充足的血源、吸收器、缝针线等。于膈神经前切开心包后迅速清除心包内积血，找到出血的心脏裂口，立即用手指按住，加快输血。对于心壁的裂口，采用间断缝合或带小垫片的褥式缝合。在冠状动脉附近的裂口，以手指按住裂口，再以缝针穿过指尖处裂口的两侧，单线缝合结扎。心脏裂口邻近冠状血管，应做潜行于冠状动脉下的褥式缝合，缝针在手指和冠状血管下穿过心肌缝合裂口。

(6) 冠状动脉小分支损伤可予以结扎，各大主干损伤须做主动脉-冠状动脉旁路移植术。胸正中切口对心脏后壁创口显露不良时，以及探查确诊有心内间隔或瓣膜损伤时，也应在体外循环下进行处理。如果心脏已经停跳或术中心跳骤停，则迅速用宽的“8”字或褥式缝合心壁裂口，手法挤压心脏，心内注射肾上腺素 1～3 mg。若心脏复苏困难或复苏后循环不能维持，则应迅速建立体外循环心肺支持或左心辅助循环支持。术中注意检查，避免漏诊。然后冲洗心包腔和胸腔，心包开窗引流或放置心包和纵隔引流，逐层关胸。

(7) 术后加强心电图和血液动力学监护，以及复苏后续治疗。注意观察有无继发性出血、残余症和并发症。常规给予破伤风抗毒素和抗生素。以往心脏穿透伤的住院病死率枪弹伤为 60%，刀刺伤为 15%；而目前有的报道已降至枪弹伤 24.5%，刀刺伤 5.5%。急诊室内开胸是降低死亡率的主要经验。现代急救医学要求急诊室必须备好急诊开胸和心肺复苏的设备，其中包括自体输血、胸骨锯和轻便体外循环装置。

(8) 心脏创伤经急诊处理后，注意勿忽略心内结构和大血管损伤情况。

钝性心脏损伤闭合伤的发生率是多少

心脏钝性闭合伤占胸部伤的 10%～25%。但由于常对其缺乏警惕、轻者表现不明显、或被其他损伤所掩盖而致漏诊，有人认为其发生率可能占钝性胸部伤的 50%以上。

钝性心脏损伤闭合伤的受伤机制有哪些

钝性心脏损伤闭合伤的受伤机制有：

(1) 直接作用：一定强度的单向力量直接作用于心前区造成损伤，或可伴之胸骨和肋骨骨折的刺伤。

(2) 间接作用：腹部遭受突然挤压，大量血液骤然涌入心脏和大血管，腔内压力剧增，引起破裂性损伤。

(3) 减速作用：高速运动的人体突受减速，因惯性作用，心脏可冲撞于前胸壁或脊柱上，或因不等同的减速而使心脏发生扭转，引起损伤。

(4) 挤压作用：心脏被挤压于坚硬的胸骨与脊柱之间而受伤。

(5) 爆震作用：冲击波直接作用于心脏所致损伤。临床上，心脏闭合伤常为几种因素联合作用所致。大多数为交通事故伤引起。

钝性心脏损伤闭合伤的类型有哪些

心脏钝性伤可引起不同程度和类型的损伤，包括：

(1) 心包损伤，挫伤或破裂：单纯心包破裂很少见，一般合并于心脏其他部位损伤。

(2) 心肌挫伤：从小片心外膜或内膜下出血淤斑(心肌震荡综合征)，直至全层心肌的撕裂、出血、水肿和坏死等。

(3) 心脏破裂：大多数发生在受伤即刻，引起大出血或心包填塞；极少数为伤后数日或数周后由于心肌挫伤区的软化、坏死而发生延迟性破裂，在病情相对平稳后突发严重胸痛和心包填塞。

(4) 创伤性心内间隔缺损：多为室间隔破裂，发生机制类似于心室破裂，在舒张末期和收缩早期心腔充盈和瓣膜均关闭时，突受暴力使心脏压力骤升而引起的间隔撕裂，或继之心肌挫伤后的软化坏死所致延迟性穿孔。

(5) 瓣膜损伤：以主动脉瓣最多，撕裂或穿孔，其次为二尖瓣和三尖瓣，少见于肺动脉瓣，常为腱索或乳头肌断裂。原有心脏疾病者，如主动脉瓣二瓣化或马凡综合征等，更易遭受损伤。血流动力学改变主要是因瓣膜关闭不全瓣膜伤情严重所致，患者可迅速死于心力衰竭。瓣膜破裂程度轻，延期出现心力衰竭，可根据术后瓣膜损伤程度，施行瓣膜成形术或瓣膜替换术；病程短、瓣膜损坏不严重，宜施行瓣膜成形术；而病变时间长，且伴有瓣叶黏液变性，宜施行瓣膜替换术。左心宜用机械瓣，右心生物瓣为佳。

(6) 冠状动脉损伤：多为左冠前降支裂伤。

(7) 创伤性室壁瘤：为心肌挫伤后坏死或冠状动脉阻塞引起的真性室壁瘤。心脏闭合伤常有合并伤，如胸骨和肋骨骨折及血气胸等。

心脏破裂和冠状动脉破裂患者常迅速死亡，仅极少数有幸能送到医院得到诊断。少见的创伤性室间隔破裂和瓣膜损伤，若不因其他严重合并伤而死亡，患者有机会送到医院进一步确诊后在体外循环下行心脏直视手术。心肌挫伤患者大多数表现为心绞痛和心律紊乱。心绞痛可伴呼吸困难或休克，常不能为扩张冠状动物药物所缓解。心律紊乱多为心动过速、期前收缩和阵发性房颤。单纯心肌挫伤很少有阳性体征，心电图检查诊断价值较大，表现为 ST 段抬高和 T 波倒置低平。血清磷酸肌酸激酶同工酶（CPK-MB）和乳酸脱氢酶同工酶（LDH1 和

LDH2)有诊断价值。心肌挫伤的治疗在于对症处理,控制心律紊乱和防治心力衰竭,并观察有无室壁瘤发生。

何谓胸内大血管损伤

(1) 主动脉和肺动脉及其大分支以及腔静脉和无名静脉,均可因穿透性和钝性伤而损伤破裂。破裂发生在心包内者引起心包填塞,发生在心包外者引起大出血。患者多迅速死亡,仅约 2%者能够到达医院。

(2) 临床上所见多为主动脉及其分支的损伤,绝大多数为交通事故引起,少数为坠落伤和挤压伤。致伤机制可能为主动脉弓部较为固定,当胸部遭受挤压、撞击和突然减速时,心脏和升主动脉可发生向前、向后的移位形成剪力、或发生旋转产生应力、或主动脉内血液产生水击应力,从而使升主动脉破裂,升主动脉的旋转和降主动脉的移位可对主动脉峡部形成剪力和弯折应力从而引起破裂。

(3) 小部分能生存到达医院者可分为:① 破口较小,为纵隔血肿压迫暂时止血。② 外膜尚完整,形成假性动脉瘤。③ 外膜完整,内膜完全断裂并向内卷曲使远端闭塞,形成急性主动脉缩窄综合征。

怎样诊断穿透性伤引起主动脉及其分支破裂

(1) 穿透性伤引起主动脉及其分支破裂的诊断,主要依据伤道径路来判断,并因持续性大量血胸或心包填塞而行紧急开胸时得以证实。

（2）钝性伤引起者早期诊断首要在于提高警惕。凡胸部严重钝性伤伤员，上肢或下肢脉搏和血压消失、无尿、截瘫、肩胛间有杂音、X 线胸片上纵隔增宽大于 8 cm（纵隔/胸比＞0.28）、主动脉轮廓模糊、气管和食管移位等征象，均为诊断线索。

（3）术前确诊需行血管造影，而不能依靠 CT 和磁共振，因其只能显示血管影。

到达急诊室的胸主动脉破裂患者可分为哪几类

到达急诊室的胸主动脉破裂患者可分为 3 类：

（1）严重出血性休克已呈濒死状态，须进行紧急开胸止血和复苏。

（2）经紧急复苏后情况仍不稳定，大量出血，须急诊开胸手术。

（3）复苏后病情基本稳定，可进行一些必要的检查确诊后尽早安排手术。暂时的止血仍存在延迟性大出血而死亡的危险。

胸主动脉破裂患者的急诊开胸处理如何进行

1. 手术入路

紧急开胸经左前外第 4 肋间切口。已明确损伤部位者可选择合适的切口，若升主动脉、肺动脉、主动脉弓及其分支损伤则经前胸正中切口；若为降主动脉破裂则以左后外第4肋间切口为佳。

2. 进胸后的处理方法

（1）破口小时，先用手指压住止血，再用无伤动脉钳作切线钳夹，部分阻断血流，用3－0无伤线缝合修补。

（2）破裂口大时，则需采用以下措施：①全身体外循环手术。②左心转流（左心耳—股动脉间转流，需用血泵），或股—股转流（股静脉—股动脉间转流，需用血泵和人工肺）。③近年来多采用从升主动脉或主动脉弓至降主动脉或股动脉间的塑料管外转流法，不用人工肺和血泵。④若无上述准备，紧急情况下，可直接钳夹主动脉破裂的上下端，用药物控制上半身血压，迅速修补。⑤亦有采用内套管分流法者。尽量采用直接缝合修补，必要时才用人造血管移植。手术死亡率约15%。以上方法均难以完全避免发生截瘫，发生率为5%～7%。

心脏大血管开放性损伤术后的护理和内科治疗措施有哪些

近年来，心脏大血管开放损伤病例有增加趋势。随着120急救中心应急机制不断完善，有较多心脏大血管开放损伤病例能在伤后1小时或数十分钟内送达医院。若能及时手术，幸存者的预后还是令人满意的。心脏大血管损伤的患者由于术前失血性休克和心脏压塞使心肌发生缺氧、缺血，开胸手术的创伤，会造成机体的一系列应激反应，且心血管损伤的患者常伴有心肌挫伤，使心肌收缩无力，易于发生低血压和心律紊乱，严重者甚至发生低心排综合征。因此，必须加强对术后患者的心功能监护和术后的药物治疗，它的成功与否直接决定患者生存率。在用药过程中，补液、强心剂和血管扩张剂的使用，都对心功能产生较大影响，这需要密切注意患者的心电图、尿量及中心静脉压的变化，对患者的心功能、组织灌注情况和有效循环血量进行综合评估，要根据结果随时调整用药的速度和剂量，以维持生命体征的平稳。心脏大血管开放性损伤术后的护理和内科治疗措施包括以下几个方面。

1. 血压、心电监护

术后严密观测心功能对维持良好的组织灌注和平稳的生命体征有重要的意义。术后 48 小时内严密观测血压和心电图，监测心率、S－T 段和 T 波变化，及时发现室早、房早、房室传导阻滞，并及时针对心律失常的类型、病因进行处理。当收缩压低于 10.6 kPa 时，应结合意识、尿量、中心静脉压的变化予以相应处理。

2. 药物治疗

（1）扩血管药物的应用：常用硝酸甘油或者硝普钠维持给药，在扩容治疗时，特别掌握晶体胶体的比例并注意补液量，以免增加心脏的前负荷，甚至使血液稀释。胶体渗透压降低，造成高压肺水肿或低渗性肺水肿而影响气体交换，进而加重心肌缺氧性损害。

（2）利尿剂的应用：用呋塞米，减少血容量，减轻内脏和周围组织水肿，从而减轻心脏前负荷，改善心功能。

(3) 强心剂的应用：心率过快，立即给予强心剂，静脉注射毛花苷 C(西地兰)0.2 mg，强心剂与扩血管药物的应用最好微量输液泵供给，以确保药物的浓度准确和恒定，有利于心功能的监护，促进血压、心率正常。

(4) 抗生素的应用：抗生素对心脏具有保护作用，此外，术后感染一方面可引起体温上升，增加心肌负担，且细菌(革兰阴性菌)会产生内毒素，直接损害心脏，所以要正确地应用抗生素，进行抗感染治疗。

(5) 降温药物的应用：术后要严密的观察体温，体温对心功能影响很大，一旦超过 38℃ 可以对患者用冰袋、乙醇(酒精)擦浴等进行物理降温，体温达 39℃，应加用药物降温，使用乙酰氨基酚退热药，以降低心肌耗氧量。

3. 给氧和纠正电解质紊乱

术后早期给予辅助呼吸。根据病情调节各参数，同时监测血气分析，积极纠正水电解质紊乱，每日静脉补充 5% 葡萄糖氯化钠注射液 750 ml(含庆大霉素 160 000 U)，平衡盐液 500 ml，4% 碳酸氢钠注射液 40 ml，适当补充钠盐。同时给予高热量、高蛋白质、高纤维素饮食。以增强机体的免疫力，尽可能保持 pH 为 7.4，$PaCO_2$ 为 5.3 kPa，PaO_2 为 13.3 kPa，以免引起心肌缺氧性损害。

挂号费丛书·升级版

总书目

37.专家诊治口腔疾病（口腔科）

38.专家诊治肾脏疾病（肾内科）

39.专家诊治肾衰竭尿毒症（肾内科）

40.专家诊治贫血（血液科）

41.专家诊治类风湿关节炎（风湿科）

42.专家诊治乙型肝炎（传染科）

43.专家诊治下肢血管病（外科）

44.专家诊治痔疮（外科）

45.专家诊治尿石症（泌尿外科）

46.专家诊治前列腺疾病（泌尿外科）

47.专家诊治乳腺疾病（乳腺外科）

48.专家诊治骨质疏松症（骨科）

49.专家诊治颈肩腰腿痛（骨科）

50.专家诊治颈椎病（骨科）

51.专家诊治腰椎间盘突出症（骨科）

52.专家诊治肩周炎（骨科）

53.专家诊治子宫肌瘤（妇科）

54.专家诊治子宫疾病（妇科）

55.专家诊治妇科肿瘤（妇科）

56.专家诊治女性生殖道炎症（妇科）

57.专家诊治月经失调（妇科）

58.专家诊治男科疾病（男科）

59.专家诊治中耳炎（耳鼻喉科）

60.专家诊治耳鸣耳聋（耳鼻喉科）

61.专家诊治眩晕症（耳鼻喉科）

62.专家诊治白内障（眼科）

63.专家诊治青光眼（眼科）

64.专家诊治皮肤病（皮肤科）

65.专家诊治皮肤癣与牛皮癣（皮肤科）

66.专家诊治“青春痘”（皮肤科）

67.专家诊治性病（皮肤科）

68.专家诊治抑郁症（心理科）

69.专家解读化验报告（检验科）

70.专家指导合理用药（药剂科）